ADELGAZAR COMIENDO

Dr. Lair Ribeiro

ADELGAZAR COMIENDO

EDICIONES URANO

Argentina - Chile - Colombia - España
México - Venezuela

Título original: *Emagreça comendo: Ação sem medicação*
Editor original: Editora Objetiva, Río de Janeiro
Traducción: Juan Bastanzo

© 1993 Suporte Internacional S/C Ltda.
© 1995 EDICIONES URANO, S.A.
   Aribau, 142, pral. - 08036 Barcelona
   info@edicionesurano.com

ISBN: 84-7953-117-7
Depósito legal: B. 31.243 - 2000

Fotocomposición: Autoedició FD, S.L. - Muntaner, 217 - 08036 Barcelona
Impreso por Romanyà Valls, S.A. - Verdaguer, 1 - 08786 Capellades

Impreso en España - *Printed in Spain*

Índice

ORIENTÁNDOSE EN EL ESPACIO

Para aprovechar al máximo este libro, realice los ejercicios que se proponen a lo largo de la narración. En primer lugar, responda al siguiente cuestionario inicial y comprométase a hacer lo que se le pide en la última pregunta, ya que es un excelente punto de partida para aprender a encontrar y mantener su peso ideal, sin esfuerzo y comiendo bien.

1. ¿Cuál es su peso? _____ kg
2. ¿Cuál es su altura? _____ m
3. ¿Cuál es su peso ideal? _____ kg (Vea la fórmula en la página siguiente)
4. ¿Se siente usted gordo o gorda? _____
5. ¿Siente vergüenza de serlo? _____
6. ¿Le preocupa su salud? _____
7. ¿Piensa usted mucho en la comida? _____
8. ¿Come sin hambre? _____
9. ¿Se siente culpable cuando come? _____
10. Aunque no tenga hambre, usted come cuando siente:
    - ☐ Ansiedad
    - ☐ Nerviosismo
    - ☐ Miedo
    - ☐ Soledad
    - ☐ Celos
    - ☐ Nostalgia
    - ☐ Cansancio
    - ☐ Rechazo
    - ☐ Preocupación
    - ☐ Depresión
    - ☐ Alegría
    - ☐ _____
    - ☐ Excitación
    - ☐ Tristeza
    - ☐ _____
    - ☐ Aburrimiento
    - ☐ Angustia
    - ☐ _____
11. ¿Cuáles son sus expectativas respecto de este libro?
    - ☐ Cambio de hábitos alimentarios
    - ☐ Pérdida de peso
    - ☐ Aumento de la autoestima
    - ☐ _____
12. ¿Se compromete a leer este libro tres veces de cabo a rabo? _____

    Yo, _____ , me comprometo a leer este libro tres veces y a seguir sus enseñanzas.

    _____ , _____ de _____ de _____

    _____

CÓMO EVALUAR SU PESO
(Fórmula simplificada)

Sólo usted puede saber cuál es su peso ideal, que no depende sólo de los criterios médicos, sino también de cómo se siente usted. Incluso en los casos en que a la persona se la considera obesa según las tablas convencionales, puede estar en su peso ideal, si ella se siente bien, feliz y saludable. Pero en la mayoría de los casos la obesidad es un desequilibrio que tiene efectos negativos sobre la salud física y el bienestar de la persona.

Hay una fórmula simple para evaluar el peso siguiendo los criterios médicos.

Esa fórmula es: $\dfrac{P}{A^2}$

Efectuar el cálculo es sencillo. Siga los siguientes pasos.

1) Anote su peso en kilos (**P**):_____kg
2) Anote su altura en metros: ___,___m
3) Multiplique su altura por ella misma (es decir, elévela al cuadrado): (A^2).

_____ x_____ = _____

4) Divida su peso (**P**) por su altura al cuadrado (A^2):

_____ : _____ = _____

5) Ahora verifique el resultado obtenido en la tabla siguiente:

21 a 25: peso normal
25 a 30: exceso de peso
más de 30: obesidad
más de 40: obesidad grave

Ejemplo:
Si la persona pesa 65 kg y mide 1,75 m, ¿en qué nivel se encuentra su peso según la tabla anterior?
Basta con multiplicar: 1,75 x 1,75 = 3,0625
Luego hay que dividir: 65 : 3,0625 = 21,22
Así pues, vemos que con este resultado, según la tabla, el peso de la persona es normal.

1

Cuando algo termina antes
de empezar

Lo que ven los ojos repercute en el corazón

«Señores pasajeros, dentro de pocos minutos aterrizaremos en el aeropuerto de...»

Estoy tan excitada que no sé qué hacer con las manos, que al mismo tiempo hojean una revista, sostienen un vaso de refresco y quitan la envoltura a una barra de chocolate, que compulsivamente saco de mi bolso. El vuelo va un poco retrasado, pero eso es más la regla que la excepción.

Después de doce meses de sugestivas llamadas telefónicas y de cartas prometedoras, Orgam me espera. Acabábamos de iniciar nuestro noviazgo cuando tuve que marcharme para hacer un curso en el que ya estaba matriculada desde hacía mucho tiempo. Pero ahora, dentro de unos minutos, nos volveremos a encontrar.

Mi corazón se acelera cuando el avión toca la pista y frena. En las últimas semanas, he vivido esta escena en románticas fantasías eróticas. Inventé diferentes diálogos en mi imaginación para el momento del reencuentro, pero ahora las palabras huyen de mi mente, llena de ansiedad.

Desembarco intentando todavía coordinar el movimiento de mis manos. Meto en el bolso la barra de chocolate que me había estado comiendo, pero enseguida y sin darme cuenta, la saco de nuevo para saborear otro trozo. Me voy aproximando a la puerta de entrada cuando finalmente nos vemos de lejos.

Siento que él me mira desconcertado. Debe de ser la emoción y un poco de timidez. Nuestro primer abrazo resulta dificultoso debido a las bolsas de mano y al chocolate que olvidé guardar en el bolso. No sabemos qué decir. Sólo se nos ocurren frases vacías: «¿Cómo te ha ido el viaje?», «¡Qué ganas tenía de volver!», «El vuelo se ha retrasado un poco, ¿no?». Ni punto de comparación con los diálogos que había imaginado.

Pero así es. En el camino nos iremos relajando y armonizando. ¿O no? Al meter las maletas en el coche, noto que él parece todavía más desconcertado que antes. Se muestra simpático, sí, y sonríe, pero sin emoción, sin nervio. ¿A dónde ha ido a parar aquel entusiasmo de las cartas y las llamadas telefónicas?

En el camino no paro de hablar, para hacer ver que todo va bien. Recuerdo hechos graciosos, comento cambios del paisaje, le pregunto sobre amigos comunes, hablo de mis planes. Pero sus respuestas, con los ojos fijos en el tráfico, no me dicen mucho; sólo sirven para mantener en sus labios una sonrisa gentil, pero sin entusiasmo. Lleno los momentos de silencio mientras recuerdo otros temas dando discretos mordiscos a la barra de chocolate, que le he ofrecido varias veces y que Orgam ha rechazado educadamente.

De repente él interrumpe la conversación con un comentario que empeora todavía más el ambiente: «La comida debe de ser buena allá en la universidad, porque estás...», e intenta buscar un adjetivo, pero antes de que complete la frase, empiezo a hablar de las peculiaridades culinarias del lugar y de cómo echaba de menos el sabor brasileño de una buena *feijoada*, por ejemplo. Tengo la sensación de que el remedio ha sido peor que la enfermedad.

Cuando llegamos a mi casa, él me ayuda con las maletas, pero mira su reloj y dice que tiene un compromiso y que más tarde me llamará. «De acuerdo, necesito descansar del viaje, arreglar algunas cosas...», respondo para consolarme. Nos damos un par de besos sin emoción, y una vez más me doy cuenta de que la realidad es muy diferente de las fantasías que había imaginado. Cuando me llame se andará con evasivas, y nuestros encuentros terminarán en una amistad cordial, muy diferente de lo que las cartas y las llamadas telefónicas prometían.

¿Por qué las cosas tienen que ir así? ¿Tanta importancia tienen los doce kilos que he engordado en estos doce meses?

2

Un nuevo comienzo

El cambio es algo constante

«Tampoco es que esté tan gorda...», me digo frente al espejo cada día, intentando convencerme a mí y al espejo. Busco los mejores ángulos, mi perfil más agradable. Arreglo las luces para que enfoquen sólo mi cara, y dejo que mis ojos se concentren en el maquillaje, que llevo a cabo cuidadosamente para camuflarme y ver si consigo sentirme guapa. Me pinto los labios de rojo, haciendo muecas.

La báscula me incomoda un poco, pero no puedo resistir la tentación de pesarme todo el día: 86 kg, para una altura de 1,67 m. Me visto de una manera suelta, siempre con ropas vistosas para transmitir ligereza, y siempre procuro mostrarme alegre. Todo me divierte, cuento chistes, soy la persona más alegre del grupo de amigos. Ello no se debe a mi peso (que tampoco es tanto), sino a mi gran simpatía.

En las fiestas intento fingir que estoy muy contenta, pero esta noche no estoy muy convincente. Aunque mantenga la sonrisa en los labios, me duele salir casi siempre sola, mientras a mis amigas las acompaña su novio o su marido.

De todas maneras, trato de estar alegre. Saco a bailar a varios amigos (y a algunas amigas) y a veces también me sacan a mí (¡qué bien haber hecho aquel curso de bailes de salón...!). Hablo animadamente con un gran número de personas, aunque en el fondo me sigo sintiendo sola. Mi entusiasmo me garantiza una buena presencia en sociedad, pero en cuanto al amor, no sé qué decir. La seducción sólo está presente en mis fantasías y en algunos pocos recuerdos, ya que en mi vida los romances escasean.

¡No es posible! Todo se desmorona sobre lo que queda de mi autoestima cuando el dueño de la casa pone un vídeo que grabó en la última fiesta de nuestro grupo.

¿Aquella gorda soy yo? Me callo ese pensamiento con rabia y vergüenza, mientras invento algo gracioso para alegrar el ambiente. Por dentro me siento desamparada. No doy crédito a lo que veo. Ese ángulo desde el que me filmaron deforma mi cuerpo. ¡No puede ser verdad!

Mientras pienso me voy consumiendo por dentro, pero intento mantener mi imagen de simpatía y pasar inadvertida. Los demás no se dan cuenta, o fingen no darse cuenta; quizá se han acostumbrado a mi figura fofa y yo soy la única que me espanto. ¿Acaso el espejo me muestra esto todos los días y yo no lo veo?

Cuando llego a casa (sola para variar), muy cansada, me desconsuelo al observar mi silueta en el espejo a media luz. Luego enciendo todas las luces y me miro fijamente:

–¡Espejo mío, esa gordinflona que tú me muestras «no soy yo»! ¿Cómo puedo conseguir el cuerpo que me gustaría tener?

* * *

He perdido la cuenta de los regímenes y tratamientos que he hecho para adelgazar. Con el último perdí diez kilos en un mes. Fue más pesado y largo que perder quince kilos con el primer régimen que hice, hace siete años. Además, desde la primera dieta hasta la última, ¡cada vez es más difícil adelgazar! Y cada vez más fácil engordar. Todos los kilos «perdidos» se recuperan.

¡He hecho de mi cuerpo un acordeón! Cuando me di cuenta, después de unos cinco regímenes, mi armario contenía tres tallas de ropa, para usar según mi peso aumentase o bajase: para la fase de fofa, para cuando adelgazaba y para los momentos de transición.

Ahora, después de haber recuperado en menos de un mes prácticamente la totalidad de los últimos cinco kilos penosamente perdidos, estoy descansando, comiendo casi como lo hacen las «personas normales», teniendo cuidado sólo con el azúcar y las grasas. He empezado por décima vez a hacer gimnasia y he proyectado ir en bicicleta todos los días por la mañana, pero no he tenido nada de tiempo para hacerlo.

Me siento pesada, débil, deprimida, desanimada. Me encierro en casa, me consuelo con una caja de bombones, escapo de los amigos y de las fiestas para no sufrir y no sentirme más frustrada. ¿Sirve de algo esconderme? Sólo agudiza la depresión, pero hoy me siento sin fuerzas para levantarme y pasear mis «ochenta toneladas» por ahí.

Hojeo el álbum de fotografías derramando unas grandes lágrimas sobre las imágenes de mi cuerpo de acordeón, siempre alegre en los grupos pero triste por dentro. Mira esta foto, qué desastre: noventa kilos en aquella fiesta de Navidad de la empresa. Tuve que esforzarme para rechazar los canapés y los vasos de cerveza. Y esta otra, aquí estaba estupenda, con sesenta y ocho kilos, cuando celebré con mi grupo de amigos el fin del primer régimen: pero no imaginaba que después de aquellos brindis, todos los kilos irían volviendo poco a poco. ¿Por qué ocurre esto conmigo? ¿Tendré algún problema glandular? ¿Por qué la genética me ha hecho esto?

Cierro el álbum y dejo de lado las lamentaciones antes de que aumente la depresión. No puedo rendirme. Tengo que tomar una medida radical y decisiva. Busco en la guía el teléfono de una clínica de adelgazamiento.

* * *

Pasar tres semanas en esta clínica, prácticamente sin comunicación con el mundo, significa otro «radical» intento de adelgazar. Ahora, la manera en que me miro al espejo es diferente. Aprieto con los dedos la carne que sobra en mi cuerpo. Miro detenidamente mi piel, mi cara, mis ojos casi sin brillo.

–¿Qué es lo que has hecho con tu cuerpo? –me digo a mí misma, encontrándome horrible.

Después de dos semanas de una dieta hipocalórica, pasando casi tanta hambre como si hubiera hecho un ayuno, conformándome con escasas raciones de comida sosa y sin grasas, aburriéndome en la sala de juegos, moviendo mi barriga en la piscina para mejorar mi forma física, ¿todo lo que me concede la báscula son tres miserables kilos de menos?

Sonriendo de una manera profesional, el médico (el director de la clínica) me explica que esa pérdida de peso es correcta, ya que, según este régimen, estoy consumiendo 1000 calorías por día y el resto de las 2000 calorías que mi cuerpo necesita diariamente las va sacando poco a poco de las grasas acumuladas en mis células adiposas.

Es la enésima vez que escucho esta cantilena, que ya me han explicado otros médicos, dietistas y libros. Lo que pasa es que mi cuerpo no está de acuerdo con esa lógica matemática. El médico me dice que un promedio de doscientos gramos por día «no está mal para mi edad» y que todo dependerá del cuidado que ponga en la dieta que deberé hacer después de salir de aquí.

Se trata de «tener paciencia y dejar que el cuerpo adelgace sin tanta ansiedad», dice para acabar, con un aire paternal y luego me receta un tranquilizante.

¡Un fármaco! ¡Y para fastidiarme todavía más la tarde, mi terapeuta, quien me ha proporcionado algo de apoyo emocional, tarda en llegar!

* * *

Estoy tan irritada (¡sólo puede ser una consecuencia de la dieta!) que tengo que esforzarme por recibir educadamente al sustituto del terapeuta.

–Me ha encargado que le pida disculpas, pues ha tenido que marcharse urgentemente para cuidar de su padre, que se ha puesto enfermo. Me ha pedido que la atienda por unos días. ¿Le parece bien?

–Bueno..., sí, de acuerdo, pero yo ya me había acostumbrado a él, y él estaba siguiendo mi adelga...

–Tranquila –me interrumpe, seguro de sí mismo–, porque me ha pasado toda la información sobre cada caso y hemos hablado detalladamente del trabajo que hay que hacer. Además de la psicoterapia, he estudiado diversos tipos de terapia corporal, como acupuntura, shiatsu, rolfing y otros. Le ha parecido bien que yo aplique otras técnicas de terapia corporal, además de las que él utiliza, para estimular más la respuesta del cuerpo a la dieta que se sigue en esta clínica.

Continúa hablando mientras observa mi cuerpo como quien evalúa un trabajo que tiene que realizar. Para que el ambiente no sea tan tenso, intento relajarme y conversar.

—Ojalá que estas técnicas de veras puedan ayudarme, porque esto no es nada fácil. Me esfuerzo enormemente, poniendo toda mi fuerza de voluntad en este tratamiento, ¡porque no soporto más ser gorda!

—Esforzándose no conseguirá nada, señorita.

—¿Cómo ha dicho? —su rápida respuesta me asustó.

—¿Sabía que el 95 por ciento de las personas que adelgazan sólo haciendo dieta, un año más tarde han recuperado todos los kilos perdidos o pesan todavía más?

—¿El noventa y cinco por ciento?

—Exactamente. Diecinueve de cada veinte personas que hacen una dieta para adelgazar, en poco tiempo recuperan todo el peso perdido.

—Pero..., ¿por qué? —me quedo perpleja.

—Porque la dieta por sí misma no resuelve nada. Los regímenes se basan generalmente en la «fuerza de voluntad», pero es como un globo de aire que se va inflando, inflando hasta que explota, porque la persona no puede resistirlo más.

¿Y ahora qué? ¿He gastado todos mis ahorros y mis últimas esperanzas en tratarme en una clínica de adelgazamiento para que alguien me tire un cubo de agua fría, diciéndome que todo este esfuerzo no servirá de nada?

Permanezco en silencio, intentando concentrarme solamente en el ejercicio de relajamiento que él me propone. Me pide que me concentre en cada parte de mi cuerpo, pero sus palabras no me abandonan. Cuando finaliza el ejercicio, enseguida le pregunto:

—Si usted piensa que esto no sirve de nada, ¿qué hace aquí?

—Estoy aquí porque creo que las técnicas psicológicas unidas a la terapia corporal que yo estudio y practico pueden ayudar mucho en un tratamiento como el que usted está siguiendo. Lo que pasa es que cualquier cambio que hagamos en nuestra vida, para que sea definitivo, ha de realizarse desde dentro hacia fuera.

—¿Y cómo adelgaza la gente desde dentro hacia fuera? ¿Acaso no es sudando y esforzándose?

—No. Todo el cuerpo, comenzando por el cerebro, tiene que aceptarlo de buen grado, con absoluta convicción.

—Pero, ¿cómo?

La conversación se interrumpe cuando entra un médico asistente que pregunta por otro terapeuta. Comienza un diálogo entre los dos que me irrita un poco, y decido relajarme esperando que mi interlocutor se acuerde de que no ha respondido a mi pregunta. Permanece unos minutos en silencio al finalizar su trabajo, respirando honda y pausadamente. Me pide que respire también del mismo modo. La respiración y el final del ejercicio relajan poco a poco mi cuerpo y mi mente.

—El cambio que se realiza desde dentro hacia fuera tiene que venir del cerebro y de cada parte del cuerpo, de un modo orgánico, sin esfuerzo, tranquilamente, de la misma manera que ahora sale aire de sus pulmones.

Mientras va diciendo esto, prepara su maletín con mucha parsimonia. Luego dice «hasta mañana» y sale, dejándome confundida pero al mismo tiempo con la sensación de que algo nuevo (no sé qué) se despierta en mi interior.

La fuerza de voluntad para adelgazar es como
un globo que se infla hasta que explota.

3

La revelación de paradigmas

Ver con nuevos ojos

En una de las habitaciones del pequeño apartamento de soltero instaló su escritorio, donde pasa gran parte del tiempo leyendo y escribiendo.

Los libros, que no son muchos, los ha puesto en el estante que hay al lado de la mesa. Los centenares de volúmenes que había acumulado antes de la última mudanza, los donó a una biblioteca. «De este modo, me siento más ligero en mi espacio, y cuando quiera releer alguno de aquellos libros, sé donde están», piensa. Ahora conserva sólo lo esencial.

Dos años antes su cuerpo, de 1,79 m pesaba 99 kg, hasta que decidió cambiar de vida y dedicarse al estudio del equilibrio corporal por medio de diferentes técnicas terapéuticas. Ahora, con 73 kg y toda la energía de sus treinta y ocho años, divide su tiempo entre el estudio y su trabajo como terapeuta, además de hacer diariamente una larga caminata y de las sesiones de aikido tres veces por semana.

Antes era un prestigioso profesor universitario, que en

pocos años de carrera, había ocupado puestos importantes en la vida académica, debido a sus investigaciones. Aprovechando la tecnología que por aquel entonces comenzaba a implantarse, integró en su universidad las redes de información de los centros de investigación de las principales ciudades del mundo. Cuando abandonó su actividad docente para dedicarse a la terapia, siguió utilizando el sistema que había ayudado a implantar. En su casa, un pequeño ordenador conecta su escritorio con bancos de datos científicos de todo el mundo. Accede a esos sistemas y consulta en su monitor las listas de publicaciones que le interesan, examina los resultados que le llaman la atención e imprime algunos textos. Mientras lee, toma notas sobre las partes que más le interesan y agrega sus propias observaciones.

* * *

Experimento realizado por la
Dra. Kelly Browel, de Pensilvania:

Un grupo de ratas de peso ideal fueron alimentadas con una dieta hipercalórica, hasta que cada una de ellas alcanzó el peso que la investigación había previsto.

En cuarenta y cinco días llegaron al peso esperado: un 25 por ciento más del peso normal de esas cobayas.

Luego fueron sometidas durante veintiún días a una dieta de adelgazamiento (hipocalórica), y volvieron a su peso normal.

A continuación se las alimentó con

una nueva dieta, esta vez hipercalórica, y en catorce días (bastante menos tiempo del transcurrido en el primer engorde) las ratas volvieron al peso previsto por la investigación.

Pero, al ser sometidas nuevamente a la misma dieta para adelgazar, necesitaron cuarenta y seis días (más del doble que en el período anterior de adelgazamiento) para volver a su peso normal.

Es esto exactamente lo que ocurre con la mayoría de las dietas.

* * *

La primera vez, es fácil adelgazar.
La segunda, lleva más tiempo.
En las siguientes, se vuelve cada
vez más difícil.
¿Por qué ocurre esto?

Suele finalizar cada una de sus anotaciones con nuevas preguntas, interrogantes que lo desafían o hipótesis para investigar. Por más «extravagante» que le parezca una hipótesis, la apunta y la examina y utiliza en sus estudios los dos hemisferios cerebrales: el izquierdo para reunir y organizar informaciones, traducir al portugués y resumirlo todo en un lenguaje simple, analizar, detallar y deducir, y el derecho para abrir el tema a otros paradigmas, conceptos y maneras de pensar, dar libertad a la intuición, conectar descubrimientos de diferentes ciencias y corrientes filosóficas y señalar nuevos caminos.

Le gustó el hecho de que su amigo le pidiese que lo sustituyera por unos días en su trabajo con los pacientes de la clínica dietética. Desde hacía tiempo investigaba sobre los recientes descubrimientos científicos en el tratamiento de la obesidad, y el trabajo de la clínica sería una excelente oportunidad para poner en práctica algunas de sus ideas.

Mientras esperaba a su colega, que le explicaría los casos que debía atender, releía en el monitor sus últimas anotaciones sobre el tema.

* * *

Hipotálamo
Regulador de la ingestión de alimentos

Situado en la base de nuestro cerebro, el hipotálamo tiene entre sus numerosas funciones la de ejercer el control biológico de la tendencia a la obesidad.

Una parte del hipotálamo regula el apetito, y la otra el hambre. El hambre es una necesidad física, que no depende de la voluntad. El apetito, en cambio, es un deseo para ser saciado. Entre los seres humanos el deseo tiende a mandar sobre la necesidad. Cuando el centro del apetito se siente satisfecho, avisa al centro del hambre para que la persona deje de comer. Por eso algunas personas comen más de lo que necesitan, y otras menos.

Conectado con esos dos centros del hipotálamo tenemos una especie de termostato de las grasas. Se trata de un mecanismo de defensa del cuerpo que controla y determina la cantidad de grasa que debemos almacenar.

Observación: Los termostatos son dispositivos cibernéticos destinados a mantener constante la temperatura de un sistema. Se utilizan, por ejemplo, en refrigeradores y equipos de aire acondicionado; el termostato constata permanentemente la temperatura ambiente y envía impulsos (informaciones) que ponen en marcha el motor del equipo siempre que sea necesario ajustar la temperatura al nivel programado.

Cuando la persona consume menos calorías de las que su cuerpo precisa (como en el caso de las dietas hipocalóricas), el cuerpo, como necesita más combustible, quema las calorías de reserva.

Sin embargo, el hipotálamo interpreta la dieta como si fuera hambre, y cambia el nivel del «termostato» para que el cuerpo se adapte a las nuevas condiciones de «escasez de comida» sin alterar demasiado su reserva de grasa.

Se produce entonces un cambio del metabolismo, es decir, el proceso mediante el cual el organismo transforma los alimentos en energía. La persona come mucho menos, pero la cantidad de

29

grasa almacenada en el cuerpo se mantiene: se pierde peso, pero prácticamente no se elimina grasa, sino músculos y agua.

Al disminuir la masa muscular, el cuerpo se vuelve fláccido, y el agua eliminada se recupera tan pronto como la persona ingiere líquido.

Mientras tanto, el termostato continúa programado para el mismo peso anterior, y todo se organiza de tal modo que el metabolismo continúe garantizando la conservación de ese peso, a menos que se cambie el programa.

* * *

Todavía faltaban algunos pasos para llegar a la conclusión, pero se sentía eufórico por haber hallado en diferentes investigaciones las mismas ideas que intuía desde hacía tiempo, y que había aprendido con la experiencia de su propio cuerpo.

Con letras grandes, y en negrita, escribió en la pantalla:

Se puede programar
conscientemente el funcionamiento
del «termostato de grasa» que hay
en nuestro sistema nervioso.
¡Posiblemente sea una
solución eficaz para el tratamiento
de la obesidad!

4

Las maravillosas panaceas

Me encanta que me engañen

Un huevo escalfado sin sal, una taza de té sin azúcar, dos tostadas sin mantequilla, un poco de yogur natural sin azúcar y un plátano. Después de este deprimente desayuno, resulta difícil levantar el ánimo, especialmente cuando nos despertamos con la sensación de haber cargado piedras durante toda la noche. Había planificado un paseo por el jardín de la clínica, pero después de haber recorrido poco más de cien metros ya estoy agitada, con lo cual termino por dejarme caer en una tumbona junto a la piscina. Al menos hay un poco de sol, no demasiado fuerte, para calentar mis resistentes grasas.

¡Pero por qué se me habrá ocurrido quedarme aquí! Poco a poco van llegando los otros «huéspedes» de la clínica y enseguida me encuentro en medio de un grupo de personas que me impiden llevar a cabo mi intención de meditar en soledad sobre mi batalla contra el peso. Pero al final resulta ameno conversar con aquellos compañeros de infortunio, una vez superada mi falta de disposición inicial.

—Antes de cumplir los cuarenta fingía que no me importaba el hecho de estar gorda —decía una señora recién llegada a la clínica a una pareja igualmente obesa que se pasaba la vida pesándose—. Pero las varices comenzaron a hacerme sufrir demasiado, y consulté a un especialista. A esas alturas mis piernas ya estaban cubiertas de celulitis, y mi cuello con una enorme papada. El médico me habló seriamente, me abrió los ojos. Me dijo que las personas obesas son mucho más propensas a contraer enfermedades cardíacas, cáncer y diabetes, a tener la tensión alta y a sufrir otros trastornos. Desde ese momento comencé a tomarme más en serio las dietas que seguía.

—El corazón se sobrecarga, las arterias envejecen antes, el riesgo de infarto es mucho mayor... —agrega un señor de mediana edad que viste un chándal.

—Los pulmones también trabajan con dificultad, se producen trastornos en la vesícula y dolencias como la gota y hasta los pies planos. ¡Todo esto aparece con mucha más frecuencia en las personas gordas! Y lo que es más grave: la mayor parte de los gordos mueren pronto, antes de los setenta años —comentó un señor casado que parece haber cumplido ya los sesenta.

—Pero también hay una serie de errores en todo esto —digo, intentando atenuar la hipocondría reinante—. Por ejemplo, ¿saben ustedes que muchos de los diagnósticos de presión alta son totalmente erróneos? Hay muchos enfermos e incluso médicos que no saben que el aparato utilizado para medir la presión está hecho para brazos delgados.

—Yo no lo sabía —dice una chica, la más joven y gorda del grupo.

—Pues sí —continúo dirigiéndome al grupo, que me escucha con atención—. Existe un aparato especial para medir la presión en el muslo, que es el más indicado para brazos gordos, pero poca gente lo conoce. Si no lo posee, el médico debe medir la presión en nuestro antebrazo y no en el brazo, porque si no seremos tratados como hipertensos sin serlo. Yo tenía un amigo que se medicaba para controlar la presión alta y se sentía débil, flojo, somnoliento, incluso creía que padecía alguna enfermedad grave. Le hicieron un montón de análisis de sangre y muchas otras pruebas, y no descubrieron nada, hasta que un médico sospechó que esos síntomas se debían simplemente a una presión baja. Utilizó el aparato adecuado y efectivamente: ¡mi amigo tenía la presión normal y estaba siendo bombardeado desde hacía meses con medicamentos para bajársela! La creencia de que todo gordo es hipertenso es un mito.

–Sí, pero sin duda muchos tienen esta tendencia –me corrige el señor del chándal.

–Mire, con toda franqueza, lo que más me molesta de la obesidad no es precisamente eso –dice la más joven del grupo, que aparenta unos veinte años y tiene una cara bonita, pero su cuerpo de 1,70 m de altura pesa unos 92 kg por lo menos–. Yo quería tener un cuerpo más bonito, vivir la vida, tener novio, pero... –intentando contener la emoción, hace una pausa, suspira con amargura y continúa desahogándose–. ¡Todo es tan difícil cuando se está tan gorda! Me siento fea, y escucho burlas sobre mi aspecto cuando voy por la calle. He probado mil dietas, pero después de unos meses vuelvo otra vez al mismo peso. ¡No lo soporto más! Entonces me deprimo y sólo consigo sentirme mejor cuando abandono la dieta y como hasta hartarme, aun sabiendo que no debo, que mi cuerpo me gustará menos todavía...

–¿Cuántos regímenes has hecho antes de llegar aquí? –pregunta una señora con aire maternal que está sentada a su lado.

–¡He probado todo lo que usted pueda imaginar! Comencé con aquellos medicamentos moderadores del apetito, pero que me hicieron perder todo control emocional. Los primeros días me sentía eufórica, no comía casi nada y adelgazaba. Unos días más tarde, me irritaba por cosas sin importancia, estaba agresiva, nerviosa, deprimida, no conseguía dormir, me angustiaba y entonces tomaba tranquilizantes... hasta que dejé los comprimidos y mi apetito volvió con toda su fuerza; mi sistema nervioso estaba destrozado y no pude resistirme. En pocos días compensé en la mesa todo lo que no había comido durante ese tiempo, y engordé todavía más que antes.

–Esos medicamentos que utilizó son los llamados anoréxicos, ¿verdad? –pregunta el señor casado–. Se pusieron de moda hace algunos años porque nos prometían que adelgazaríamos sin sufrir, sin ninguna dificultad. Me interesaron desde el principio, pero me informé bien y finalmente decidí no probarlos. Anulan la señal directa del hambre en el cerebro, específicamente en el hipotálamo, pero terminan interfiriendo también en el sueño, provocando angustia, rabia y cambios en la temperatura del cuerpo. Pues sí, me informé un poco sobre ellos porque ya había estado a punto de morir por causa de otros medicamentos, los diuréticos.

–¿Es peligroso tomar diuréticos para adelgazar? –pregunto interesada.

–¡Sí, lo es! Especialmente si lo haces sin consultar con un médico. Yo decidí tomarlos por mi cuenta, porque un amigo me los recomendó. Hacen que el cuerpo vaya eliminando líquidos. Un simple comprimido hace que se pierdan dos kilos en un día. Es simple. Más del 60 por ciento de nuestro cuerpo es agua, y cada litro de agua pesa un kilogramo; entonces, la gente piensa: unos kilitos menos de agua no me harán falta... Y de ahí vienen los problemas. Me fui deshidratando, empecé a tener un aspecto enfermizo, con la piel arrugada y ojeras, y me sentía oxidado por dentro. Cuando desistí y fui a hablar con el médico, me explicó la tontería que había hecho. Cuando se elimina demasiada agua, el cerebro pone en marcha un mecanismo de defensa y produce una hormona que obstruye los conductos urinarios. El agua y la sal que necesitamos eliminar quedan retenidas en el interior del cuerpo y acaban por desequilibrar todo el organismo. ¡Y como consecuencia de ello se puede producir una trombosis o una embolia! Con menos agua, la sangre se espesa y puede formar coágulos. Un coágulo de este tipo en el corazón o en el cerebro, ¿sabe lo que provoca? Esto sin tener en cuenta el potasio que se pierde. ¡Puede llegar a ser fatal!

Refinamientos del sadismo hipocondríaco. ¿Por qué he tenido que darle cuerda al viejo? Intento calmar la conversación antes de que desemboque en otras enfermedades.

–¿Sabían que la industria del adelgazamiento es un negocio de billones de dólares? Si esas dietas que se pusieron de moda en los últimos años fueran verdaderamente eficaces, no habría razón para que siguieran apareciendo sin parar nuevas panaceas, dietas maravillosas, aparatos fantásticos... ¡Las personas gordas como nosotros constituyen una enorme cantidad de consumidores para esa industria! Incluso nuestras direcciones se venden para campañas de publicidad directa especiales para gordos. A veces, ¿no reciben ustedes folletos por correo anunciando «la última solución» para la cura de la obesidad? Una vez compré contra reembolso un equipo con electrodos estimulantes que tenía el poder de derretir las células adiposas... ¡un fraude! Me sentí completamente idiota con aquellos cables alrededor de mi cuerpo, pero me dio vergüenza quejarme, porque siempre terminaba creyendo que el problema era mío, que todas esas cosas sólo no me funcionaban a mí.

Cuento esta historia riéndome para no llorar, y todos se ríen a carcajadas, recordando otras soluciones milagrosas que tampoco resolvieron nada. Una señora, que hasta ahora se ha mantenido en silencio, nos cuenta que le compró a un vendedor ambulante de hierbas un brebaje que la dejó con una diarrea intestinal durante más de un mes.

—Me quedaba sentada en el lavabo horas enteras —dice—. Salía todo menos la grasa.

Casi no consigue hablar de tanto reír. El grupo entra en una especie de catarsis, liberándose, a través de la risa, de los sufrimientos de tantos años probando dietas de todo tipo con resultados desastrosos o nulos.

Pienso que mi costumbre de bromear con respecto a todo está ayudando a levantar el ánimo de todas aquellas personas.

* * *

Durante la comida el grupo continúa tan animado que no presto atención al menú.

Zanahoria rallada, bistec y calabacín. Una comida como esa, reducida a unas porciones ridículas y casi sin gusto, sería un martirio para mí si no fuese por ese ambiente tan alegre. Buen humor, santo remedio.

—Este menú incluso parece un banquete —digo cómicamente—, comparado con otros que he tenido que ingerir. Calabaza, mandioca y achicoria picados y crudos durante varios días seguidos, cosas de este tipo. ¡Y tenía que comérmelas en la oficina bajo la mirada de perplejidad de mis compañeros de trabajo! Fue peor todavía cuando durante quince días llevé sólo un recipiente de arroz integral (sin sal, por cierto). Mi piel comenzó a adquirir un tono amarillento (además, sólo yo no lo veía), me quedé marchita, con los ojos perdidos, hasta que un día casi me desmayé en el ascensor, y pasé mucho miedo y vergüenza. Salí del edificio mareada, entré en un restaurante con bufé libre, y no comí todo lo que hubiera querido por precaución, aunque ya dicen que toda precaución es poca, porque llegué (no sé cómo) a casa con el estómago dando berridos y el cuerpo enloquecido con la sobredosis de proteínas.

El grupo se ríe del espectáculo que he montado. Y me viene a la memoria la frase que me dijo el terapeuta ayer: «Esforzándose no conseguirá nada».

Me sobresalto cuando veo, por el rabillo del ojo, que precisamente él se aproxima. Llega con el director de la clínica; nos saludamos, se crea un clima un tanto solemne y el director lo presenta, con una larga frase, como un nuevo profesional que prestará servicios en la clínica, desarrollando sus investigaciones sobre el tema, y que invita a las personas interesadas a formar con él un grupo que trabajará con nuevos enfoques terapéuticos.

No lo dudo ni un instante.

«Me apuntaré al grupo –pienso–, y además el terapeuta es muy bien parecido.»

Cuanto más se relaje
con respecto a su necesidad
de comer, menos comerá.

5

Transformar el conocimiento en acción

La cibernética del adelgazamiento

Al tener que atender a los pacientes de la clínica, sustituyendo a su amigo, aumentó todavía más su interés por el tema que está investigando. Se da cuenta de que hay alguna clase de sincronicidad en los últimos acontecimientos. El Universo le indica que es el momento de poner en práctica sus conocimientos antes de que se pierdan como una moneda en el fondo del océano.

Mientras reflexiona sobre el trabajo que realizará con sus nuevos clientes, se le ocurre una idea. La pondrá en práctica mañana por la mañana. Ahora quiere aprovechar bien el tiempo para prepararse lo mejor posible. Todavía tiene que repasar sus apuntes. Enciende el ordenador, abre el archivo «Adelgazar», relee algunas anotaciones, y empieza a escribir.

*   *   *

Factores que influyen en el nivel del termostato de grasa

-genéticos
-psicológicos
-hormonales
-drogas, medicamentos
-estrés
-actividad física
-imagen corporal

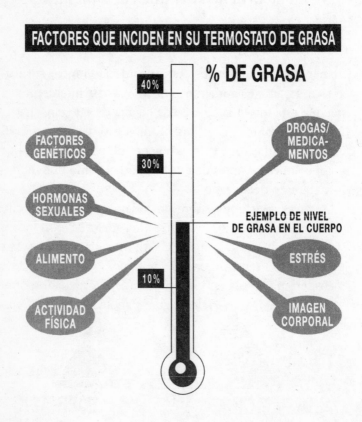

FACTORES QUE INCIDEN EN SU TERMOSTATO DE GRASA

% DE GRASA

40%

30%

10%

FACTORES GENÉTICOS

HORMONAS SEXUALES

ALIMENTO

ACTIVIDAD FÍSICA

DROGAS/ MEDICA- MENTOS

EJEMPLO DE NIVEL DE GRASA EN EL CUERPO

ESTRÉS

IMAGEN CORPORAL

De forma individual o en conjunto, diferentes factores pueden subir o bajar el nivel del termostato, determinando el peso de una persona.

• *Factores genéticos:*

No existe un «gen de la grasa», propiamente dicho, pero se ha comprobado en innumerables investigaciones estadísticas que el padre o la madre del 70 por ciento de los obesos también lo es (por lo menos uno de los dos, principalmente la madre).

Una característica innata que puede favorecer la obesidad es la presencia de un mayor número de células adiposas, que almacenarán en su interior las grasas que consumiremos a lo largo de nuestra vida.

* * *

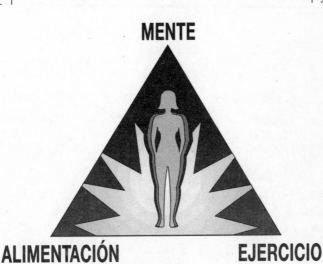

MENTE

ALIMENTACIÓN   EJERCICIO

Recuerda su infancia. A los cuatro años estaba tan gordo como su madre. De los siete a los doce lo estuvo menos. Pero al llegar a los trece comenzó a engordar nuevamente, y durante su adolescencia fue bastante obeso. A los diecisiete ya había intentado hacer régimen, pero la tentación de tomarse una cerveza o comerse una *feijoada* era más fuerte que su voluntad. A los veinticinco llegó a su peso récord de 101 kilos. Temiendo que le diera un infarto o algo parecido, comenzó a dedicarse con ímpetu a adelgazar. A veces llegaba a perder hasta quince kilos, pero los recuperaba meses más tarde. Decidió estudiar el tema en todos sus aspectos con el objeto de descubrir algún medio eficaz de alcanzar su meta: adelgazar veinte kilos y vivir saludablemente.

Su mente realizaba un recorrido a través del tiempo, desde su nacimiento hasta hoy. Comprendiéndolo todo mejor que antes, se dice mientras vuelve al presente:

–**Yo no sabía que no sabía.**

Sus ojos se dirigen de nuevo al ordenador y sigue con sus notas en el punto en que se había detenido.

* * *

Existen dos tipos de obesidad:

1) cuando las células grasas (adiposas) se llenan de gran cantidad de grasa (hipertrofia);

2) cuando hay en el cuerpo una gran cantidad de células grasas.

También existe el tipo mixto, cuando ocurren ambas cosas.

Las células adiposas se llenan de

grasa o se multiplican dependiendo de nuestro tipo de alimentación durante la infancia y la adolescencia.

• *Factores psicológicos:*

Desde las primeras semanas de vida, diversos factores psicológicos pueden también propiciar en el niño una tendencia a la obesidad. Dichos factores van ligados a la forma en que se lo trate, la educación alimentaria que reciba, la formación de su autoestima, su grado de identificación con la madre o el padre obeso, etc.

Por ejemplo, si los padres sienten ansiedad muy grande con respecto a los alimentos, cualquier llanto del bebé lo interpretarán como hambre. El niño llora por cualquier otra necesidad y enseguida alguien le da de comer. Así aprenderá a suplir (o a llenar) sus carencias con la comida.

* * *

–Buen chico, te has comido todo e incluso has repetido.

Recuerda claramente aquellas frases que oía pronunciar a sus padres y sus tíos en la mesa, y las recompensas, siempre dulces, que recibía cuando se portaba bien. Ya desde la primera infancia se le inducía a la obesidad.

Todos comían mucho (la comida era algo de suma importancia en su casa), y cuando él no tenía hambre, se creaba un ambiente horrible. Para evitar conflictos y recibir elogios, se acostumbró a comer más de lo que su cuerpo le pedía.

—Come mucho para ser fuerte como papá.

—¡Eso! ¡Muy bien! ¡Ahora sí te has ganado un postre delicioso!

Nunca nadie le decía: «Come para estar tan gordo como mamá».

Comer en abundancia se asociaba siempre con la idea de tener una buena salud para poder jugar tanto como quisiera, ser inteligente y sacar buenas notas en la escuela, ser fuerte como su padre. Sin embargo, su padre comía mucho más que su madre. «Está delgado porque es malo», bromeaba ella. Él no entendía por qué ocurría eso y no asociaba sus hábitos alimentarios con la obesidad que se iba instalando en su cuerpo.

* * *

• *Factores hormonales:*

El cuerpo de un hombre tiene normalmente un 15 por ciento de grasa. En la mujer, en cambio, es normal que el 23 por ciento de su peso sea grasa. La mujer posee proporcionalmente mayor cantidad de células adiposas que el hombre.

Si ambos consumen la misma cantidad de calorías, la tendencia a engordar será más acusada en la mujer que en el hombre. El hombre quema más calorías que la mujer, tanto si realiza alguna actividad física como si está en reposo, y su metabolismo necesita un suplemento calórico mayor para el buen funcionamiento de su cuerpo.

En la fase premenstrual, el incremento de los niveles de la hormona progesterona induce a la mujer a comer más. Hay también una mayor tendencia al consumo de alimentos dulces, debido a la caída del nivel de azúcar en la sangre. Durante la ovulación, en el cuerpo de la mujer se libera, en grandes cantidades, la hormona estradiol, que tiende a disminuir la sensación de hambre. Estos datos nos demuestran que la actividad de las hormonas femeninas puede ser uno de los factores de la obesidad.

Además de las hormonas sexuales hay muchas otras que influyen también en el termostato de la grasa (hormonas digestivas, tiroideas, de crecimiento y otras).

• *Alimentación:*

La comida propiamente dicha es apenas una de las diferentes causas de la obesidad. Por lo tanto, cualquier dieta por sí sola no funciona.

¿Por qué comemos? Con el fin de producir suficiente energía para las diferentes funciones de nuestro cuerpo, cada una de las cuales precisa de un determinado tipo de alimento.

Existen básicamente tres familias de alimentos: proteínas (que se transforman en aminoácidos, elemento básico de músculos, hígado, cerebro y huesos); lípidos (grasas de origen animal y vegetal), y glúcidos (o hidratos de carbono, como las legumbres, las hortalizas, las frutas y los cereales, que se desintegran en azúcares).

La correcta proporción entre estos componentes es decisiva para conservar la salud. Una buena alimentación debe contener poca grasa (alrededor del 20 por ciento del total de los alimentos), debe ser moderada en calorías y abundante en hidratos de carbono. Ha de ser también rica en fibra (aportada principalmente por los hidratos de carbono), vitaminas y sales minerales (que están presentes en los tres tipos de alimentos).

* * *

Sale de la clínica esa tarde con una idea que da vueltas por su cabeza, sintiendo que allí vivirá experiencias importantes para su vida. Por la noche, al meditar sobre su trabajo, el proyecto se le aparece con nitidez en la mente.

Propondrá a la dirección de la clínica un trabajo de «investigación terapéutica» (el nombre se le acaba de ocurrir) con grupos formados por personas interesadas. Durante una primera fase experimental de tres meses, no cobrará por sus servicios.

Le explicará al director su idea de aplicar nuevas técnicas al tratamiento de la obesidad. Le hablará también de la necesidad de intervenir en otros aspectos además del de la alimentación. Y le expondrá la finalidad de su trabajo:

desarrollar en cada persona la capacidad consciente de reprogramar su cerebro para que el termostato de grasa baje hasta el nivel «delgadez».

Es evidente que el director aceptará. Él tiene una excelente reputación en la ciudad como profesional competente y experto. El hecho de haber estado gordo y mantener ahora una excelente forma física es la mejor garantía de su currículum (ya que, también en el campo del conocimiento, lo que no se parece a su dueño es robado). La clínica no obtendrá más que beneficios de su trabajo. Y su certeza de que el método dará resultado será un factor decisivo.

* * *

• *Estrés:*

Cuando el cuerpo está tenso secreta más adrenalina, lo cual eleva el nivel de azúcar en la sangre. El equilibrio se rompe: el organismo produce insulina, que baja el nivel de azúcar, transformándolo en más grasa, con capacidad para atravesar la sangre y depositarse en el interior de las células. Esto aumenta la obesidad y crea un círculo vicioso: el cuerpo pide más azúcar, después produce más insulina para quemarlo, etcétera.

El estrés puede provocar una necesidad compulsiva de comer alimentos azucarados, como dulces y bombones.

Cuando se come, estar tenso o angustiado es perjudicial para la salud. Antes de cualquier comida es bueno realizar un ejercicio de relajación, aunque sea breve, para que de ese modo nuestro cuerpo absorba los alimentos de una manera más equilibrada y saludable.

Es bueno para la salud: alimentarse con tranquilidad, sin pensar en ninguna clase de preocupaciones (profesionales, familiares, etcétera), prestar atención a los alimentos que están entrando en nuestro cuerpo, comer en un ambiente agradable y apacible. Además de esto se debe masticar por lo menos de veinte a veinticinco veces cada bocado, lo cual no sólo facilita la digestión, sino que también hace que el cerebro se sienta satisfecho con menos cantidad de comida.

Es malo para la salud: participar en comidas de negocios, comer con la televisión encendida, discutir mientras se come, comer en un ambiente tenso o con prisas.

• *Medicamentos:*

El uso de diuréticos, laxantes y moderadores del apetito, incluidas las anfetaminas, puede ser muy peligroso, principalmente si nos automedicamos y los tomamos sin prescripción médica. Pueden provocar efectos secundarios graves, en ocasiones fatales, y no producen los resultados esperados: una pérdida de peso saludable.

• *Actividad física:*

Los ejercicios físicos queman calorías, evitando de este modo que los excesos se acumulen en nuestro cuerpo en forma de grasa. Pero es necesario que se practiquen con regularidad y continuidad. Además, es recomendable efectuar un control médico antes de cualquier programa de ejercicios.

Caminar es uno de los mejores ejercicios que existen para adelgazar, y puede hacerse diariamente.

* * *

De niño era un desastre en los deportes. Más gordo y torpe que sus compañeros, rápidamente se cansaba de correr y se convertía en centro de burlas y bromas.

–¡Agarra el balón, gordo!

–¡Deja ya de dormir de pie, fofo!

Así llegó a la adolescencia careciendo de la disposición y el hábito del ejercicio físico. Fue engordando cada vez más y ya no pensaba en ello, porque se sentía pesado y sin condiciones físicas. A veces nadaba un poco en la piscina del club, pero no pasaba de eso. Le daba vergüenza bailar en las fiestas y permanecía apartado, aislado, bebiendo para desinhibirse.

Ahora, a los treinta y ocho años, comprende por qué la falta de ejercicio físico es una característica tan frecuente en las personas obesas. Ve en ello un círculo vicioso típico de la obesidad: al no practicar ningún ejercicio, la persona tiene un motivo más para engordar, y luego, cuando ya es obesa, se siente demasiado pesada para practicar algún ejercicio físico.

En el momento en que empezó a tomarse en serio su decisión de adelgazar y de cuidar mejor de su cuerpo, comenzó a caminar diariamente. Hasta hoy conserva la costumbre de andar como mínimo dos kilómetros por la mañana temprano o por la noche. Aprovecha esos momentos para respirar, relajarse y meditar. Mientras camina tiene tiempo y tranquilidad para pensar en las actividades ya realizadas y en lo que tiene que hacer. Caminando, relajándose y programando el día, hace varias cosas a la vez («hacer más con menos») y durante el resto del día el tiempo le cunde mucho más.

Le horrorizaba la costumbre comodona de andar siempre sobre ruedas, un hábito que muchas personas adquieren sin siquiera ser conscientes de la gran cantidad de vitalidad que desperdician. Por eso se acostumbró a dejar el coche siempre a una cierta distancia de los lugares a los que va, y así tiene la oportunidad de andar un poco. Cuando las distancias son cortas, sin embargo, prefiere ir a pie. Le gusta subir y bajar por la escalera, y suele evitar el ascensor, a menos que esté cansado.

* * *

Otros ejercicios físicos recomendables y que puede hacer todo el mundo: ir en bicicleta, nadar, bailar, barrer, jugar con los niños, cortar leña, saltar a cuerda, cuidar del jardín, lavar el coche, practicar deportes o artes marciales.

Los gimnasios, o los aparatos de gimnasia que se utilizan en casa, son recomendables siempre y cuando los ejercicios se realicen de forma natural, sin forzar demasiado el cuerpo, aumentando poco a poco el ritmo y la intensidad. Hemos de recordar que la gimnasia por sí sola no adelgaza, aunque sí mantiene los músculos más firmes y hace que el cuerpo esté más sano y resistente. Además, activa el metabolismo, con lo cual se produce un aumento del consumo de calorías durante varias horas después de los ejercicios.

Los masajes por sí solos tampoco adelgazan, pero ayudan, activando la circulación y mejorando el abastecimiento de los elementos nutritivos en todo el cuerpo. También proporcionan una mayor flexibilidad a las articulaciones, actúan sobre los nervios (calmándolos o estimulándolos, según el caso) y producen un bienestar físico general.

* * *

En este momento recuerda un texto que leyó hace algunos años. En él se describía un tipo de ejercicio practicado en una aldea del Himalaya y que tiene un increíble poder de rejuvenecimiento (una gran parte de los habitantes de esa región viven más de cien años). Se trata de una secuencia de cinco movimientos que se pueden hacer diariamente, sin esfuerzo, en menos de siete minutos. Se propone buscar ese artículo para practicar los ejercicios con los grupos que planea formar. Y continúa escribiendo:

Los tipos de gimnasia como la aeróbica, tal como suelen practicarse, no son los métodos de ejercicio físico más eficaces y saludables para mantener la salud del cuerpo y curar la obesidad. Forzando, no avanzamos. Hay que investigar otros tipos de ejercicios, como los basados en el equilibrio de los hemisferios cerebrales y de los chakras (centros energéticos del cuerpo).

Se acerca a la idea principal, en la que pretende centrar su propuesta de trabajo con el grupo de obesos.

• *Imagen corporal:*
Todo lo que hay en el universo físico existía anteriormente como idea. El cuerpo humano también se ajusta a un prototipo mental.

Nuestro cuerpo es lo que hacemos con él, independientemente de la consciencia que tengamos de ello. Y los procesos cerebrales reguladores de todas las funciones corporales pueden ser alterados por el propio cerebro.

Si la mente se crea una imagen corporal de persona delgada, la tendencia será adelgazar, desde dentro hacia fuera, sin esfuerzo y de forma duradera.

* * *

Se va a dormir a las dos de la madrugada, después de haber programado las actividades del día siguiente con el grupo. Ha sintetizado en muy pocas palabras los temas de los que hablará en el primer encuentro.

- cerebro / metabolismo
- placer x culpa
- perder ≠ adelgazar
- mitos de la obesidad
- conocimiento / motivación / acción

Y finalmente ha anotado su idea clave, en letras grandes:

Los ejercicios mentales, actuando concretamente sobre los procesos reguladores del cerebro, pueden ser mucho más eficaces que cualquier ejercicio físico o dieta para adelgazar.

6

Derribar mitos

Reinventar la realidad

Creía que iba a ser la primera persona en llegar a la sala, después del desayuno, pero él ya está ahí, instalando un pequeño equipo de discos compactos. Le digo «hola» tímidamente y él me responde con una sonrisa. Deja los cables que estaba manipulando y viene a saludarme.

—¡Qué bien que haya llegado!

Yo no sé qué decir. Me he quedado en blanco. Él me dice que me instale cómodamente y vuelve a su trabajo.

—¿Puedo ayudarle en algo?

Finalmente consigo hablar. Yo, que tengo tanta verborrea y salidas tan rápidas cuando estoy en un grupo, parezco una tonta en situaciones como ésta. Él me responde con una pregunta.

—¿Podría ir poniendo las sillas en forma de círculo?

—Claro. ¿Cuántas sillas?

—No lo sé. ¿Cuántas personas calcula que vendrán?

—Quién sabe; unas doce, tal vez.

—La clínica tiene veinticinco pacientes, ¿no? Entonces

pondremos veinticinco sillas, y en el momento de empezar sacaremos las que estén vacías. ¿Qué le parece?

Menos mal que la conversación no se ha quedado en el «hola». Mientras arreglo las sillas, él silenciosamente vuelve a concentrarse en el equipo de discos compactos. Tarda un rato en elegir uno y conecta el equipo.

Una música relajante, con timbres que yo nunca había escuchado antes, invade la sala. Es una melodía insólita, estratosférica, formada por los acordes de un arpa mezclados con sonidos sintéticos, algo así. Sólo sé que se va creando una atmósfera muy especial, y mientras él manipula los interruptores de la luz para que la sala quede suavemente iluminada, por un instante tengo la impresión de estar recordando esta situación, como si ya la hubiera vivido exactamente así. Es algo extraño.

Las personas, atraídas por la música, van llegando en grupos de tres o cuatro. Él las cuenta (son dieciocho), mira el reloj y decide comenzar. Empieza por retirar algunas sillas; yo me levanto para ayudarle, y al hacerlo me siento un poco ridícula por haber tomado esta iniciativa, pero ya estoy metida en faena.

* * *

Él sube el volumen de la música durante un minuto, luego lo va bajando poco a poco hasta dejarla como fondo y comienza a hablar con un bolígrafo dorado en la mano.

—Muchos de ustedes seguramente ya habrán visto (o por lo menos habrán escuchado hablar de ello) a un hipnotizador acercar un bolígrafo como éste a una persona hipnotizada y decir: «Estoy poniendo una brasa en su mano». Más tarde, a esa persona le sale una ampolla en la mano, como si la brasa verdaderamente le hubiera quemado la piel.

Hace una pausa mientras yo me pregunto: «¿Y qué?».

—Si nuestro cerebro tiene la capacidad de hacer algo así —continúa diciendo él—, si tan sólo con palabras como «esto es una brasa y te quemará», es posible dirigir nuestro metabolismo, independientemente de los estímulos externos, también sucederá lo mismo con la metabolización de los alimentos, que es lo que hace que la persona engorde o adelgace.

«¡Caramba! —pensé, sorprendida—; sus ideas, si no hacen adelgazar, por lo menos son interesantes.»

—Entonces, engordar o adelgazar es un programa que, antes que nada, tenemos en el cerebro, y que se puede reprogramar. Técnicas recientes nos muestran que podemos adquirir la capacidad de reprogramar nuestro cerebro y aprender a ser delgados desde dentro hacia fuera.

Noto entre el público que unos reaccionan con sorpresa, otros con escepticismo, pero todos están completamente concentrados, como en trance.

—No pretendo que adelgacen inmediatamente. Así como no soy un hipnotizador, tampoco hago magia. Pero toda nueva técnica, cuando se aplica, parece mágica. Me propongo poner en práctica con ustedes una serie de técnicas mediante las cuales el cerebro pueda cambiar el metabolismo del cuerpo, actuando específicamente en las causas físicas de la obesidad, del mismo modo que la ampolla de la mano no la ha producido una brasa «real» que ha quemado la piel, sino el cerebro al creer que así ha sucedido.

* * *

Sin darnos tiempo para pensar en su propuesta de trabajo, pregunta al grupo:

–¿A quién le gusta comer?

La pregunta tiene en nosotros el efecto que causaría un tabú. Algunos sonríen tratando de disimular un gesto de fastidio.

–Sí, a mí me gusta. Me encanta. Pero no puedo –dice alguien.

–Comer es mi ruina –dice otra persona.

Él no espera más respuestas y continúa:

–Uno de los placeres de la vida es comer. ¿Por qué razón ese placer tiene que convertirse en un problema cargado de culpa?

Hace una pausa mientras el ambiente se distiende.

–Comer lo que queramos y sentir placer o culpa por ello, depende únicamente, ¿de quién? ¡De nosotros mismos!

Comienza a andar por el medio del círculo, entre las personas sentadas, y se acerca a una señora de unos 55 años que debe de pesar sus buenos noventa kilos.

–¿Está usted conforme con su peso?

–No. Si lo estuviese, no estaría aquí.

–¿Cuántos kilos quiere adelgazar?

–Bien, quiero perder unos diez kilos, por lo menos.

Él cambia de tono de voz y vuelve a dirigirse a todo el grupo:

–Es importante que se den cuenta de algo si realmente quieren adelgazar: su manera de hablar con los demás y con ustedes mismos de su adelgazamiento es muy importante. **Las palabras son poderosas: según cuál sea su forma de hablar, los resultados pueden ser diversos.** Si hablan de *perder* kilos, el efecto no será el mismo

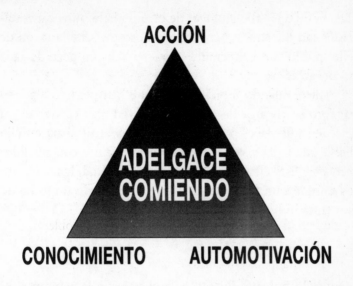

ACCIÓN

ADELGACE COMIENDO

CONOCIMIENTO   **AUTOMOTIVACIÓN**

que si dicen: «Quiero adelgazar diez kilos». Esto lo demostró una investigación realizada con personas que habían logrado adelgazar mediante un determinado programa. Los investigadores notaron al entrevistar a dichas personas que algunas de ellas decían «Yo *adelgacé* tantos kilos» y otras decían «Yo *perdí* tantos kilos». Entonces dividieron a las personas en dos grupos, según la manera en que se referían a su adelgazamiento. Un año más tarde, se entrevistaron de nuevo con las mismas personas. Las que decían «*perdí* tantos kilos» habían vuelto a engordar, y nuevamente estaban haciendo régimen para *perder* peso. Por otro lado, la mayor parte de las personas que dijeron «*adelgacé* tantos kilos» habían conseguido mantenerse delgadas. ¿Por qué ocurrió esto?

Yo, que me paso la vida diciendo «perdí tantos kilos», «quiero perder tantos más», y que suelo prestar mucha atención a las palabras, nunca habría imaginado que la utilización de un verbo en lugar de otro pudiera provocar resultados tan diferentes. Ninguno de nosotros sabe la razón de ello; por lo tanto, esperamos a que él beba un poco de agua y continúe.

—Bien, cuando ustedes dicen que han perdido algo, su cerebro se encarga de que lo recuperen, ¿no es verdad? Si pierden una llave, por ejemplo, su cerebro trabaja en ello hasta que la llave «vuelve». Lo mismo ocurre con sus kilos *perdidos*. Este ejemplo nos muestra que **el adelgazamiento es también un tema lingüístico y que por lo tanto ha de ser tratado lingüísticamente.**

* * *

¡Quién lo hubiera dicho! Un hombre que llegó aquí para sustituir al terapeuta de la clínica, ¡de repente nos habla de cosas que nunca había imaginado, a lo largo de estos arduos años de lucha contra la gordura! Sus ideas tienen sentido, pero confieso que es difícil creer en ellas... Cuando él empieza nuevamente a hablar, tengo la impresión de que me ha leído el pensamiento.

—Todo esto que ahora les explico puede confundirlos un poco. No pasa nada. La confusión es una de las primeras fases del aprendizaje de algo nuevo. Nos confundimos porque nos hemos habituado a pensar de una determinada manera durante años, manteniendo en nuestra mente una serie de conceptos siempre preparados para echar mano de ellos, y toda idea, una vez establecida, si nosotros lo permitimos, se perpetuará. Pero en un mundo como el nuestro, que se transforma con tanta rapidez, a cada momento surgen nuevos paradigmas que son un desafío para nuestra inteligencia.

–Y... de hecho es difícil creer que las personas puedan adelgazar desde dentro hacia fuera, utilizando los poderes de la mente –observo.

–Por eso quiero proponerles a todos ustedes una regla para trabajar juntos en este grupo: no es necesario que crean en lo que yo digo. No se trata de tener fe para que estas técnicas den resultado, porque no dependen de eso. Por lo tanto, **no crean en mí**.

Esto último lo dice con una sonrisa provocativa que me lleva a hacer un comentario:

–Pero lo que nos está diciendo es paradójico: si yo sigo su consejo de no creer, ya estaré creyendo que no se trata de creer.

–Pues sí, pero la mejor manera de cambiar paradigmas en nuestro cerebro es enfrentarnos con paradojas.

Algunas personas se ríen, otras vacilan, y él prosigue:

–Entonces, ya sabemos que las palabras tienen poder en nuestro cerebro. Lo mismo ocurre también con algunas creencias, que se transforman en verdades porque nos han acompañado durante varios años seguidos, a veces toda la vida, y ya no nos preocupamos de reflexionar sobre ellas. De este modo se establecen en nosotros algunos **mitos sobre la obesidad**. Son verdaderos mitos, prejuicios que constituyen un obstáculo en el camino de aquellas personas que quieren adelgazar. Por ejemplo: ¿Por qué algunas personas están gordas?

–Las personas que **están** gordas **comen mucho** –dice el señor del chándal.

–Esto no es del todo cierto. Dicho de esta manera, puede tratarse de un gran engaño. Existe un caso famoso, ocurrido en Estados Unidos, que es un buen ejemplo de ello y destruye ese mito: un paciente estuvo ingresado en un hospital durante una semana sin comer nada, alimentándose sólo con suero, y engordó. Por otro lado, hay personas que comen mucho y están delgadas. La obesidad tiene varias causas que iremos viendo poco a poco. Ahora vamos a descubrir otros mitos. Continúen respondiendo: ¿por qué algunas personas comen mucho?

–**Las personas que comen mucho lo hacen por problemas emocionales** –dice con aire de resignación la chica de 27 años.

–Ahí tenemos otro mito muy frecuente. Puede que haya habido un momento en la vida en que un problema emocional haya provocado una compulsión por la comida. Muchas veces el problema ya se ha superado, y sin embargo la compulsión continúa codificada en el cerebro. Cuando la persona se trata con psicoterapia, por ejemplo, y toma conciencia de su problema, o cuando lo resuelve por su cuenta, incluso en un nivel inconsciente, esto no significa que todas las consecuencias de aquel problema registradas en el cerebro se anulen automáticamente. Ese «error de programación» permanece a veces grabado en la estructura mental, independientemente del problema que lo originó. Entonces, aunque el problema emocional haya desaparecido, la compulsión subsiste.

–¿Y cuál es la solución? –pregunto.

–Durante los próximos días, pondremos en práctica aquí algunas técnicas que he estudiado. Pero ahora continuemos. **Las personas delgadas son unas privilegiadas,** ¿no es verdad? Ya están en su peso ideal, y en cambio ustedes han de sufrir mucho todavía para llegar al suyo, ¿no es así?

–¡Sí, es eso exactamente! –dicen algunos, mientras otros permanecen en silencio.

–En realidad, la delgadez (el peso ideal) es el estado natural. La salud y el equilibrio no se encuentran en la «delgadez», sino en el peso ideal, que varía de una persona a otra. Hay personas delgadas y sanas y muchas otras que están delgadas porque algo no funciona bien en su salud. Se encuentran por debajo de su peso ideal, que significa no estar ni demasiado delgado ni demasiado gordo. Es el estado natural del ser humano, y cada individuo tiene sus propias características. Las personas nacen de diferentes tamaños, y cada una tiene una cara y un cabello propios, ¿no es verdad? Lo mismo ocurre con el peso. **No todo el mundo ha de adelgazar para alcanzar el peso ideal que indican las tablas o que impone la moda.** Lo que uno necesita es encontrar su peso ideal, aquel que lo haga sentirse a gusto, y mantenerse en ese peso sin mayores complicaciones, sin tener que luchar contra su propio cuerpo.

Mientras habla, distribuye unas fichas de papel pautado, y luego hace una pausa, para observar nuestra reacción a lo que acabamos de escuchar. Algunos se mueven inquietos en sus sillas, él mira el reloj y continúa:

–Este trabajo que estoy iniciando con ustedes se basa en tres conceptos: **el conocimiento, la motivación y la acción.** Hoy he hablado bastante porque necesitaba transmitirles algunos conocimientos básicos para poner en marcha el proceso. De ahora en adelante, la motivación de cada cual será decisiva para lograr buenos resultados, que no dependerán de mí ni de las técnicas que les presentaré, sino exclusivamente de ustedes. Pero de nada vale estar motivado si no se ponen esos conocimentos en práctica. **La intención sin acción es una ilusión.**

Nos pide que dibujemos en el papel un triángulo y escribamos en cada uno de los vértices los tres conceptos de los que acaba de hablar. Entonces comienza a dictarnos algunas preguntas para que las respondamos tranquilamente y las traigamos al próximo encuentro.

–No tendrán que mostrar sus respuestas a nadie, sólo a ustedes mismos. Para que el ejercicio produzca efecto es necesario que expresen en palabras sus respuestas, hablando o escribiendo.

(Aproveche también, lector, esta oportunidad. Responda con tranquilidad y con toda sinceridad a las preguntas que figuran en el próximo capítulo. Sólo después de haber escrito sus respuestas, pase al capítulo siguiente. Responder es algo que nadie puede hacer en su lugar. Solamente usted. Hágalo para aprovechar al máximo este libro. ¡Vale la pena!)

Cuando su hambre sea fisiológica,
lo mejor que puede hacer es...
¡comer!

7

El autoconocimiento a su alcance

Usted responde

1) ¿Cuáles son los doce mayores inconvenientes de estar gordo?

_____

_____

_____

_____

_____

_____

_____

2) ¿Qué siente usted cuando se mira en el espejo y ve el cuerpo que tiene en este momento?

_____

_____

_____

_____

3) ¿Cuáles son los principales motivos por los que engordó?

_____

_____

_____

_____

_____

4) ¿Qué problemas físicos y psicológicos tiene por el hecho de ser una persona gorda?

_____

_____

_____

_____

_____

_____

5) ¿Qué resultados ha obtenido con las diferentes dietas que ha seguido?

_____

_____

_____

_____

_____

6) ¿Cuáles son las ventajas de ser una persona delgada?

_____

_____

_____

_____

_____

7) ¿Cuáles son sus principales motivos para adelgazar?

_____

_____

_____

_____

_____

8) ¿Cómo describiría su vida si fuese una persona delgada?
(Evoque en su mente una imagen de su cuerpo delgado. Imagínese que por fin ha alcanzado su peso ideal):

• ¿Qué tipo de ropa se compra? _____

_____

• ¿Cómo se viste? _____

_____

• Describa su manera de andar: _____

_____

• Describa su cara: _____

_____

• Describa cómo le miran y lo que comentan los demás cuando usted pasa: _____

_____

• Ahora que puede comer despreocupadamente, describa el sabor de los alimentos: _____

_____

_____

_____

_____

• Ahora que su peso es el ideal para usted, describa su vida social: _____

_____

_____

• Describa cómo se siente con su vida sexual: _____

_____

_____

• Describa sus emociones: _____

_____

_____

_____

_____

_____

_____

_____

_____

8

Conocer el mecanismo

La programación fisiológica

Por la noche, después de una cena ligera, da un paseo y se acuesta temprano, satisfecho con el primer encuentro. Las personas, en general, participaron y se mostraron interesadas, como la que admitió que era difícil creer en lo que él decía, y que después se dio cuenta de la paradoja.

En el próximo encuentro les hará practicar unos ejercicios y estimulará más al grupo. Piensa que tal vez los participantes ya estén respondiendo a las preguntas que les formuló.

* * *

Bien, los mayores inconvenientes que veo en el hecho de estar gorda son: destruye mi autoestima, veo mi cuerpo feo, horrible, me miro en el espejo y me deprime, es desagradable, pesado, altera mi equilibrio emocional, me perjudica la salud, me envejece, me inhibe, no encuentro ropa adecuada, me canso por cualquier cosa, soy centro de burlas, me duele la columna, me falta espacio, me resulta muy difícil encontrar novio, tengo problemas en el trabajo. ¿Necesita más motivos todavía?

¿Qué siento cuando me miro en el espejo y veo el cuerpo que tengo? Hubo una época de mi vida en que negaba que estuviera gorda. También me lo negaba a mí misma. Lo que hoy siento es espanto y tristeza. Me pregunto: «¿Qué es lo que has hecho con tu cuerpo?». Me siento horrible, insatisfecha, desplazada, anormal.

El próximo encuentro no será hasta pasado mañana, pero respondiendo estas preguntas revivo un poco aquella atmósfera que tanto me estimuló. Hace ya años que sufro con las dietas de adelgazamiento y nunca antes se me había ocurrido que mi manera de pensar e incluso mi modo de expresarme pudieran tener tanta importancia.

Recuerdo una frase que él pronunció y que en ese momento pasó inadvertida: «Comer lo que queramos y sentir placer o culpa por ello, depende únicamente, ¿de quién? ¡De nosotros mismos!».

Creo que he hecho de la comida un substituto de mis carencias afectivas, desde mi infancia y en especial en la adolescencia. Cuando me faltaban el amor y el cariño, sentía hambre. Pero comer no me satisfacía, no llenaba mis necesidades. Entonces, para no sentir una angustia mayor, comía todavía más, aunque sabía que con esta actitud lo único que conseguiría sería agravar mi problema.

Era una especie de compulsión; yo no tenía fuerzas para resistir y me entregaba por completo a los dulces más dulces, a la más completa *feijoada*, a los batidos de chocolate, a las latas de leche condensada (mi deseo variaba según las circunstancias). El placer momentáneo valía la pena, a pesar de las culpas y a sabiendas de las consecuencias. Con el cuerpo atiborrado me anestesiaba e iba empujando con la barriga los verdaderos problemas.

Pero al día siguiente (casi siempre tenía un día siguiente trágico, cuando comprobaba mi tonelaje en alguna báscula), me autocriticaba, sintiéndome tonta, imbécil y débil, sin fuerza de voluntad. ¿Pero acaso mi problema no es justamente el hecho de resistirme a mis propios deseos y negar mis necesidades naturales? Tal vez exactamente por eso necesito sustituir con la comida las satisfacciones que me niego a mí misma en otros aspectos.

El hecho de percatarme de todo esto ahora, quizá signifique que ya estoy a mitad de camino. Él ha dicho que sólo depende de mí. No veo la hora de practicar esos ejercicios y aprender a cambiar mi cuerpo desde dentro hacia fuera. Conseguiré estar más delgada, sana y bonita. ¡Estoy segura!

Sólo había respondido a dos preguntas cuando mi pensamiento se disparó, pero han sido intuiciones muy importantes para mí, que quiero comentar con él. ¡Qué hombre más interesante! Se rumorea que estuvo muy gordo. Me está dando sueño. Dejo el cuestionario en la cabecera de la cama para terminar de responderlo mañana temprano, mientras mi cuerpo esté digiriendo aquel estupendo «desayuno».

* * *

Todo tiene su hora en el cuerpo

El efecto que un alimento produce en nuestro organismo puede variar bastante, según cuál sea la hora en que lo comamos. Cualquier persona puede darse cuenta de ello claramente, si pres-

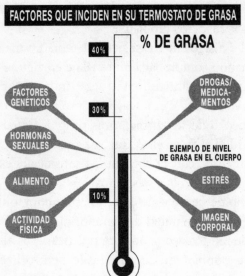

FACTORES QUE INCIDEN EN SU TERMOSTATO DE GRASA

% DE GRASA

40%

FACTORES GENÉTICOS

30%

HORMONAS SEXUALES

ALIMENTO

10%

ACTIVIDAD FÍSICA

DROGAS/ MEDICA- MENTOS

EJEMPLO DE NIVEL DE GRASA EN EL CUERPO

ESTRÉS

IMAGEN CORPORAL

ta atención y aguza su sensibilidad para percibir su ritmo circadiano (ritmo natural de los órganos y sistemas corporales).

Con los medicamentos ocurre lo mismo. Su nivel de absorción en la sangre puede llegar a duplicarse según la hora en que se tomen. Por este motivo se recomienda mantener un horario regular cuando se toma un medicamento durante un tiempo prolongado.

Una reciente investigación efectuada en Estados Unidos demostró que los efectos de la alimentación son diferentes a la hora de desayunar, de almorzar y de cenar. Los voluntarios para esta investigación se dividieron en dos grupos: las personas del primer grupo consumían 1500 calorías en el desayuno, 1000 en el almuerzo y 500 en la cena. Las del segundo grupo consumían 500 calorías en el desayuno, 1000 en el almuerzo y 1500 en la cena.

Se trataba en todos los casos de personas relativamente obesas que consumieron las mismas cantidades de calorías diarias (3000), pero distribuidas de manera diferente entre las tres comidas.

Las personas que consumieron más calorías por la mañana adelgazaron. Las que consumieron más calorías por la noche engordaron. ¿Por qué?

La explicación es simple. Algunas horas después de dormirnos se libera en nuestra sangre la hormona del crecimiento, que no hace crecer más a los adultos, sino que actúa transformando las grasas en músculos y fortaleciendo nuestro sistema inmunitario.

Cuanto más azúcar hay en la sangre por la noche, menos se libera esa hormona durante el sueño. Es decir, el azúcar aumenta el nivel de glucosa en la sangre e inhibe la hormona del crecimiento, impidiendo de este modo la transformación de las grasas en músculos y debilitando el sistema inmunitario.

Este problema se repite día tras día, y la grasa se va acumulando en nuestro organismo. Nos levantamos por la mañana corriendo, tomamos apresuradamente un café y pan con mantequilla o queso,

73

más tarde almorzamos deprisa y corriendo, a veces de pie en algún bar, o sentados pero preocupados por varios asuntos y por la hora de regreso al trabajo (como si comer fuera perder el tiempo), y dejamos que sea la cena la única buena comida del día. Por la noche, entonces, compensamos con un plato repleto lo que no comimos durante el resto de la jornada.

* * *

Se despierta de buen ánimo y sale para caminar una media hora por las calles tranquilas del barrio. Al regresar toma una «ducha coreana»:* la que alterna la temperatura del agua, primero fría, después caliente, nuevamente fría, caliente, fría, caliente y fría. Son siete veces, un minuto cada vez, comenzando y terminando con agua fría. Esta técnica, utilizada desde hace varios milenios, pero poco conocida en Occidente, aumenta el metabolismo y estimula el sistema inmunitario.

Se prepara el desayuno pensando en lo último que ha escrito. Le falta concluirlo con alguna frase que resuma el tema y quede bien grabada en la memoria.

Se esmera en la preparación del desayuno, combinando frutas, cereales (germen de trigo y muesli), yogur, miel, jalea, queso, zumo de naranja, gelatina, té, pan y tostadas, y

---

* Las personas mayores de 30 años, o con algún trastorno cardiovascular, deben consultar a un médico antes de usar este sistema para ducharse.

hasta una fruta del árbol del pan que encontró en el merca-
do y hacía años que no veía. Mientras unta mantequilla en
una rebanada de pan que acaba de tostar en el microondas,
se le ocurre finalmente la frase que buscaba para sus apuntes sobre las horas del cuerpo. La escribe en una hoja de
papel para no olvidarse; luego la traslada al ordenador:

Detalles importantes para la salud:

Lo que se come,
cómo se come
y la hora en que se come

Una buena fórmula para llevar una vida saludable:

Desayunar como un rey,
almorzar como un príncipe
y cenar como un pobre.

9

Decida ser una persona saludable

Para tener, primero hay que ser

Por la mañana, la báscula señala doscientos frustrantes gramos menos. «Adelgazar o no adelgazar depende únicamente, ¿de quién? De mí misma», pienso mientras me dirijo despacio hacia un banco del jardín para terminar de responder el cuestionario.

Mi pensamiento discurre con lentitud y me disperso con facilidad. Divago mucho, y a la hora de responder a las últimas preguntas, me resulta difícil visualizarme como una persona delgada, pero de todos modos escribo lo que me viene a la mente.

Decido comentar con él esa dificultad. Cuando vuelvo a mi habitación, antes del almuerzo, verifico en el tablero la hora de mi siguiente entrevista con el terapeuta.

* * *

–La dificultad para concentrarnos la provoca, generalmente, una voz que hay dentro de nosotros, nuestro diálogo interno. ¿Sabe la diferencia que hay entre los que consiguen adelgazar y los que no? **La predisposición mental.**

Me dice esto con una sonrisa y enseguida se concentra en un ejercicio de relajación. Media hora más tarde, sigue con su explicación:

–Si yo decido tomar vitaminas, por ejemplo, pero no decido ser una persona saludable, aunque tome las mejores vitaminas, no estaré realmente sano. Si en cambio, decido ser una persona saludable, habrá días en que mi cuerpo no me pedirá vitaminas, y si sé escucharlo, esos días no las tomaré. Es más importante ser una persona saludable que tomar vitaminas.

–Entonces, ¿depende de cada cual decidir qué es lo que desea conseguir?

–Si su cerebro es capaz de crear una ampolla como si su piel se hubiera quemado al tocar un simple bolígrafo, imagínese lo que podría hacer con los alimentos que usted come. **La visualización** es un ejercicio mental muy poderoso, con el que puede programar su cerebro para conseguir lo que quiera. Si modifica la imagen mental que tiene de su cuerpo, su metabolismo funcionará de tal manera que su nueva imagen se manifestará en el cuerpo físico.

–Y este cuestionario, ¿ya es un ejercicio mental?

–En cierta forma sí. Hace que la persona exprese sus sentimientos y le ayuda a evocar la imagen de su cuerpo delgado. Es el inicio del proceso de la visualización. A usted le cuesta visualizar porque su cerebro todavía se resiste a hacerlo. Tal vez aún haya detalles que deba resolver en la imagen que tiene de usted como persona gorda, sus sentimientos e incluso esa compulsión que a veces tiene por el azúcar.

–¿Cómo lo sabe?

–Nuestro cuerpo siempre lo dice todo sobre nuestra salud,

sobre el funcionamiento de cada órgano, de cada gota de sangre, de cada músculo. Sólo hay que aprender a entenderlo.

Le cuento, con cierta vergüenza, que devoro bombones y leche condensada en mis momentos de angustia.

–Mire, en primer lugar abandone ese sentimiento de culpabilidad por el placer que le proporcionan. Y dé las gracias a los bombones y a la leche condensada por haberla ayudado a soportar su angustia. La culpa y la falta de perdón nos atan al pasado. Culpando a nuestros padres o a cualquier otra persona, incluidos nosotros mismos, no avanzamos en la vida.

Suspiro profundamente y, caminando junto a él por el pasillo, me tranquilizo y vuelvo al tema de los ejercicios mentales, que me provocan una gran curiosidad.

–Estos ejercicios que nos hará hacer, ¿se utilizan sólo para adelgazar?

–Sirven para diversas situaciones. Es como masticar. Uno aprende a hacerlo y después puede masticar cualquier cosa. Esos ejercicios se pueden adaptar a diferentes temas. Quien no tenga problemas de peso, puede utilizarlos para resolver otras cuestiones.

–Pero dicho así, todo esto, ¿no parece magia?

–Como ya dije, **toda técnica sofisticada, cuando se aplica, parece mágica.** Estos ejercicios pueden producir a corto plazo una completa transformación de la imagen que la persona tiene de sí misma, que irá mejorando gradualmente hasta que sea plenamente positiva. **Visualizándose como una persona delgada, usted codifica una situación ideal en el presente para que se convierta en realidad en el futuro.**

El cuerpo sabe lo que necesita.

79

10

La cascada que nos eleva

Para cambiar, hay que aceptarse

Conoció y probó toda clase de técnicas durante su proceso de adelgazamiento. Entró en contacto con todo lo que se refiriese al tema del equilibrio del cuerpo y la mente, tanto con los métodos más avanzados del mundo entero como con los conocimientos de las antiguas tradiciones.

Casi nada lo impresionó tanto como las cintas de vídeo y audio que recibió con mensajes de un viejo mago de una aldea tibetana, que tenía más de cien años. La simplicidad de las profundas enseñanzas del mago lo ayudaron a encontrar en su interior la más vital de las motivaciones para la búsqueda de su cuerpo ideal. Y ahora él se encarga de que esos conocimientos puedan ser útiles a otras personas.

—Observe con atención la naturaleza —decía el viejo mago en una de las cintas—. Identifíquese con el ritmo que late en las plantas, las aguas, los animales, los vientos, el sol, la luna y las estrellas. Quien está en armonía con la fuerza de la vida sabrá elegir el modo más saludable de alimentarse, respirar, pensar y actuar. Identifíquese con la Creación y conviértase también en Creador de realidades.

*   *   *

El ejercicio que aprendió con el viejo sabio fue decisivo en su vida. Le devolvió la autoestima y le dio fuerzas para alcanzar su meta.

A veces escuchaba la cinta de la «cascada mágica», para recordar las valiosas visiones interiores que aquellas palabras le proporcionaron:

Esta vez usted viajará a través de un mundo lleno de paradojas. El mundo, mejor dicho, todo el Universo es paradójico. Usted es en la vida lo que se niega a ser. Si dice «No quiero ser como mi madre», será como ella. El secreto del cambio es la autoaceptación. Cuando usted se acepte tal como es, conseguirá transformarse.

Vamos a considerar esto con más detalle. A medida que vaya escuchando lo que digo, concéntrese totalmente en mis palabras y en su significado.

Preste atención a su respiración. Intente que sea más rítmica, lenta y profunda. Muy bien. Respire de ese modo, inspirando y espirando lentamente, nueve veces seguidas, pensando sólo en su respiración.

Continúe respirando con ese ritmo y concéntrese ahora en el dedo gordo de su pie derecho, el empeine de su pie derecho, el talón derecho, la pierna derecha, la rodilla derecha, el muslo, la cadera, ahora en el dedo gordo de su pie izquierdo, el empeine de su pie izquierdo, el talón izquierdo, la pierna izquierda, la rodilla, el muslo, la cadera, la pared abdominal, la cavidad abdominal, el hígado, el estómago, el bazo, los riñones, el páncreas, el intestino delgado, el intestino grueso, la caja torácica, el pulmón derecho, el pulmón izquierdo, el corazón, la aorta, el cuello, el hombro derecho, el brazo derecho, el codo derecho, el antebrazo, la mano derecha, el hombro izquierdo, el brazo izquierdo, el codo, el antebrazo, la mano izquierda... Concéntrese ahora en la parte superior de su cabeza, el ojo derecho, el ojo izquierdo, el oído derecho, el oído izquierdo, el labio superior, el labio inferior, la lengua, el paladar...

Muy bien. Ahora imagine que está en un valle, andando por un camino rodeado de flores. El cielo es azul, el sol brilla, las hojas de los árboles bailan suavemente movidas por una brisa vivificante. Usted contempla el paisaje, maravillado, y entonces divisa una bellísima cascada, rodeada de una vegetación deslumbrante.

Al caminar en dirección a la energía que emana del agua que cae, usted escucha claramente una voz, traída por el viento, que resuena en su oído izquierdo, para revelarle el poder mágico de la cascada.

–Todos los que se bañan en esta cascada –dice la voz– mantienen para siempre el peso que tenían en el momento de entrar en el agua. Usted no será una excepción en este legendario encantamiento.

En el margen del río, junto a las piedras de la cascada, usted se desnuda completamente y su cuerpo siente el calor del sol en cada célula, en cada tejido, en cada órgano. Camina hacia el agua, sabiendo cuáles serán las consecuencias: su peso será siempre exactamente el mismo, indefinidamente.

Cuando se encuentra debajo de la cascada, siente un vigoroso flujo de energía sobre la cabeza, el pecho, la espalda, los brazos, las piernas, todos los músculos del cuerpo. Surgiendo sin cesar, la energía arroja fuerza vital sobre las piedras, golpea en su cuerpo y fluye generosamente, río abajo. El brillo del sol se refleja en millones de arcos iris en las gotitas que se dispersan en todas direcciones; el agua cae salpicando y todo vibra en ese espectáculo de naturaleza salvaje, grandioso para quien tiene los sentidos afinados.

Usted sale del agua con plena conciencia de los espacios externos e internos de su cuerpo, integrado con el Universo, sabiendo ahora que su peso es inmutable mientras viva.

Vuelve de su viaje, llega a casa y lo primero que hace es deshacerse de la báscula, puesto que no la necesitará más, ya que ahora su peso será siempre el mismo, independientemente de lo que haga, de lo que coma, de cómo se sienta.

Libre de la báscula, siente un gran alivio, le invade una sensación de felicidad y plenitud que sólo recuerda haber sentido en la infancia o durante algunas vacaciones. Es como si el día adquiriese un nuevo colorido, los sonidos que hay a su alrededor fuesen orquestados y dirigidos por el mejor de los directores, y su cuerpo flotase ligero como una pluma.

Ahora que tendrá ese cuerpo para siempre y que se siente tan bien, quiere aprender a disfrutar de él. Se pone frente a un espejo casi tan alto como usted y comienza a contemplar cada una de las partes de su cuerpo.

(Usted que está leyendo el libro, aproveche la oportunidad y haga este ejercicio. Visualícese también en la «cascada mágica».)

Disfrutando de lo que ve, sinceramente agradecido a la Naturaleza por esa dádiva, usted admira durante largo rato sus codos. ¡Qué belleza! Nunca antes había prestado atención a la perfección y utilidad de su forma. Mira después sus brazos, los hombros, el tórax, el abdomen, las nalgas, los muslos, las rodillas, los tobillos, los pies, todo hecho a su medida (sea cual sea). ¿Por qué antes, cuando se miraba en el espejo, observaba sólo su cara? Como siempre contemplaba su cara, terminó por gustarle y cuidaba más de ella que de su barriga, por ejemplo. Ahora se reconcilia con todo su cuerpo, declarándole un profundo amor. Da las gracias con emoción a cada miembro, cada hueso, cada músculo, visualizando incluso cada uno de sus órganos internos y las células microscópicas que funcionan incesantemente para darle la vida que usted tiene y que no siempre sabía apreciar.

Como ahora ya no necesita la báscula, y el espejo es su amigo, se dirige hacia el armario para elegir la ropa que le gustaría usar, un tipo de ropa que le resulte cómoda y le haga sentirse atractivo. Al mismo tiempo, decide cuáles serán las ropas que dejará de usar. (La próxima vez que vaya de compras, tenga en cuenta lo que su cuerpo desea.)

Si su peso ha dejado de ser un problema, entonces, ¿qué le gustaría comer? Prepare el menú en función de lo que le gusta y no según lo que tenía que comer para no engordar. Escriba una lista de todo lo que siempre quiso comer pero no tuvo la oportunidad o el valor de hacerlo.

Ya que tendrá ese peso para siempre, sin engordar ni adelgazar nunca más, ¿dónde planea pasar sus vacaciones? ¿Qué actividades sociales le gustaría realizar? ¿Qué tipo de amigos le gustaría tener? Aprenda a percibir sus deseos más íntimos, sin reprimirlos, y confíe en la posibilidad de satisfacerlos.

Con todos estos pensamientos en la mente, usted se va despertando poco a poco, va volviendo al lugar donde se encuentra, aquí y ahora. Imagine ahora que eso realmente ha sucedido. Y es cierto que ha sucedido, en otra dimensión que también forma parte de su Universo.

Aceptarse a uno mismo es el secreto del cambio. Quien rechaza su cuerpo, sin gratitud ni autoestima, permanece atado a los defectos, que entonces tienden a aumentar. **A partir del momento en que usted se reconoce y se acepta tal como es, pueden ocurrirle profundas transformaciones.**

11

Aprenda con el cuerpo

Saber elegir

Cuando llega a la sala, las sillas ya están dispuestas en círculo y algunas personas están allí respondiendo el cuestionario.

—¿Lo he hecho bien? He puesto veinticinco sillas, como la primera vez.

—Tal vez sea necesario poner más.

De hecho, en pocos minutos, llegan todos los pacientes de la clínica, además de algunos médicos y auxiliares. Ayer, su propuesta de un nuevo tratamiento fue el principal tema de conversación.

Él sube el volumen de la música, disminuye la intensidad de la luz y comienza un ejercicio de relajación. Todos cierran los ojos, respiran lentamente, se concentran en su propio cuerpo, parte por parte, desde los dedos de los pies hasta la coronilla. La música de fondo crea un suave ambiente de introspección, y él invita a los presentes a imaginarse en un sitio ideal, donde sientan un completo bienestar, tanto físico como mental.

–En ese sitio donde se están viendo, ahora miran su cuerpo y ven que es exactamente tal como lo quieren, con el peso y la apariencia que siempre quisieron tener... Empiezan a jugar y a bailar, para celebrar que su cuerpo está en plena forma, sano y equilibrado. Al cabo de unos minutos, se ven transportados a una avenida o al centro comercial de la ciudad. Se dirigen a una tienda de ropa. ¿Cómo es la ropa que compran? ¿Cómo se sienten?

Todos están concentrados en el ejercicio. Después de hacer una pequeña pausa entre una pregunta y otra, él continúa:

–Observen su manera de andar, su cara, vean cómo les miran los demás, escuchen los comentarios que hacen sobre ustedes cuando pasan cerca. Ahora se encuentran en un excelente restaurante, comiendo despreocupadamente. Disfruten de la comida y del sabor de los alimentos...

*   *   *

Él repite las preguntas del cuestionario, pero ahora consigo visualizar con mucha más facilidad. A medida que me voy imaginando en las situaciones que el ejercicio sugiere, una sonrisa emocionada aprieta mis ojos cerrados y provoca una lágrima grande y curtida.

–Observen bien cómo se ven para poder traer con ustedes la imagen ideal de su cuerpo al regresar a esta sala.

Nos pide que poco a poco vayamos abriendo los ojos. Aumenta la intensidad de la luz y, caminando en medio del círculo, prosigue:

–Cuando consigan vencer los bloqueos mentales que originan su falta de autoestima, y visualizarse como personas en su peso ideal, con todos los beneficios que esto les proporciona, entonces podrán transformar su cuerpo, para que corresponda a la nueva imagen corporal que acaban de establecer en su estructura mental. Si se sienten de este modo, también serán de este modo. **El secreto para llegar es la capacidad de estar ya allí.**

–¿Y es suficiente con cambiar la imagen que tenemos de nosotros mismos para que nuestro cuerpo también se transforme? –pregunta un señor, con la actitud de quien no sabe si dar crédito a lo que oye.

–Claro que no –respondió él rápidamente–. Pero a partir de nuestra imagen corporal, incluso nuestros hábitos y gustos pueden cambiar, desde dentro hacia fuera. Aprenderemos a hacer ejercicios mentales para lograrlo, como la técnica del *swish*. Adelgazamos en la medida en que transformamos nuestro cuerpo, por dentro y por fuera, pero nunca de un modo forzado. Porque cuando algo se mantiene mediante el esfuerzo y la fuerza de voluntad, termina por explotar como un globo.

–Entonces, ¿podemos adelgazar comiendo todo lo que se nos antoje? –pregunto tartamudeando un poco.

–Casi todo. Depende de la manera en que se coma, de la frecuencia y de la cantidad. Lo más importante es el equilibrio entre los alimentos. Si usted tiene problemas de obesidad, es evidente que ha de evitar los alimentos muy grasos. Su principal preocupación debe ser la cantidad de grasa que contienen los alimentos. Cuanta más grasa se consume, más sube el nivel del termostato.

No puedo contenerme y confieso:

–Pero a mí me encanta la *feijoada*... ¿No tengo derecho a comer algo que me gusta tanto?

–Podrá comerla cuando quiera, pero aprenderá a disfrutar más con una ensalada, por ejemplo. Y sin esfuerzo.

Entonces me pide que me levante y me dirija al centro del círculo, y yo me quedo allí, de pie, muerta de vergüenza. ¿Por qué he tenido que comentar lo de la *feijoada*? Me sonríe para infundirme valor y continúa:

—Nueve de cada diez veces que entre en un restaurante, querrá una ensalada. Porque le mostraré la razón por la cual ahora su cerebro elige la *feijoada* y no la ensalada. ¿Qué es lo que ha ocurrido dentro de su cerebro para que haya elegido la *feijoada*? En general, las personas no son conscientes de este proceso. Cuando sea consciente de sus propias elecciones, el capitán de su barco será usted. Realmente puede controlar mejor la elección de sus decisiones. **Observe cómo decide su cerebro**, y el entusiasmo que acaba de mostrar por una *feijoada* puede dirigirlo hacia una ensalada.

(Practique usted también, lector, el ejercicio que se describe a continuación, visualizando un plato que le gustaría comer pero que le engorda, y otro plato más saludable.)*

Me pide que me relaje y cierre los ojos, y mientras habla va dando vueltas a mi alrededor.

—Es domingo y usted se encuentra en su restaurante favorito. Intente visualizar esta escena utilizando todos sus sentidos, viendo, escuchando y sintiendo todo lo que ocurre en el restaurante. A usted le gusta la *feijoada*, ¿verdad? Entonces, recuerde su delicioso olor. Ahora un camarero le sirve una suculenta *feijoada*, hecha como a usted le gusta. No falta nada: el batido de limón, el tocino frito, el olor que viene de la cocina... Obsérvese a sí misma mientras le sirven el plato. ¿Qué es lo que más le gusta? Humm, ¡qué delicia!

Llego a pasarme la lengua por los labios.

---

* Si desea obtener más información sobre esta técnica, consulte el libro *La comunicación eficaz*, Ediciones Urano, Barcelona, 1994.

–Clasifique, con una puntuación de uno a diez, sus ganas de comer esa *feijoada*.

Digo «nueve», pero estoy pensando en un diez.

–Ahora, visualice una ensalada. Normal, sin salsa, sólo con un poco de aceite. Lechuga, pepino, zanahoria... nada que a usted le guste demasiado. No odia esta comida, pero tampoco siente entusiasmo por ella. Compárela con la *feijoada*. ¿Qué nota le daría a la ensalada?

Realmente lo ha acertado. No me entusiasman demasiado ese tipo de ensaladas. Le doy un cuatro, por no darle aún menos.

Luego me pide que me imagine comiendo toda la *feijoada* que quiera, del modo que más me guste. Y a continuación que me imagine cómo me siento treinta minutos después de habérmela comido.

–Mire hacia abajo y a la derecha –me dice–. Todo lo que ha comido está dentro de su estómago. Sienta cómo se encuentra su organismo...

De hecho (no sé si el movimiento de los ojos hacia abajo tiene algún efecto), no me resulta muy difícil visualizar el estómago media hora después de haber comido la *feijoada*. Las materias en descomposición liberan una gran cantidad de grasa en mi organismo. El hígado se sobrecarga metabolizando esos elementos. La sangre saca energía de todo el cuerpo para producir anticuerpos que luchen contra un ejército de toxinas que invaden mis tejidos. Sin darme tiempo para visualizar las consecuencias de esa batalla campal en mi organismo, él continúa:

–Ahora sustituya ese pensamiento por otro: imagine que se está comiendo una ensalada: lechuga, zanahoria y pepino, condimentados a su gusto. Y vuelva a visualizar su estómago treinta minutos después de comérsela.

La sensación ahora es muy diferente. Sin demasiado esfuerzo visualizo el colorido de las substancias que mi organismo absorbe: sales minerales, vitaminas, glúcidos, etcétera.

Ahora me pide que compare ambas experiencias.

—Compare lo que siente su organismo después de tomar cada uno de esos alimentos. Observe el estado de su estómago en cada caso... ¿Cuál de esos dos platos prefiere usted tener dentro del estómago?

—¡Es evidente que prefiero la ensalada! —respondo sin dudarlo.

—Así, por primera vez, le he enseñado a su cerebro lo que ocurre treinta minutos después. Practique este ejercicio unas cinco veces antes de comer. Si va a un restaurante, hágalo antes de ir o antes de ver la carta. Compare lo que sucede con ambas opciones, en su organismo, treinta minutos más tarde. Cuando lo haya hecho cinco veces, nueve de cada diez ocasiones en que tenga que elegir, se decidirá automáticamente por la ensalada.

Lo miro con cierta picardía y él me pide que cierre los ojos de nuevo y piense en las dos clases de alimentos.

—Ahora, ¿qué nota daría a cada una de las opciones?

—A la *feijoada* le doy un cinco (al principio del ejercicio le había dado un nueve, casi un diez). A la ensalada no sé cómo, le doy un ocho (y al principio la nota había sido un miserable cuatro).

—Ya ha mejorado. Su cerebro empieza a aprender —me felicita, me da las gracias y me pide que vuelva a mi sitio.

—Pero si a mí no me gusta nada la ensalada que usted ha descrito, ¿tendré que convencerme a mí mismo de que me encantan la zanahoria y el pepino? —comenta un señor con aire divertido.

–La intención de este ejercicio no es que usted no coma nunca más una *feijoada*, ni tampoco que llegue a gustarle lo que no le gusta. Su objetivo es transformar sus hábitos alimentarios, modificando desde fuera hacia dentro sus deseos en el momento de elegir una comida.

–¿Y esto se puede aplicar a otras opciones? –pregunta uno de los enfermeros de la clínica.

–Este ejercicio se puede aplicar a varias opciones de alimentos: entre una *feijoada* y una ensalada, una chuleta y un plato de legumbres, un suculento plato de macarrones y una sopa, un postre dulce y fruta... Si su meta es adelgazar, practique siempre este ejercicio eligiendo entre un plato que contiene grasa y una alternativa más ligera y saludable. Haga ejercicio con diversas opciones; es indispensable practicar primero con una buena variedad de alimentos, hasta que su cerebro pueda diferenciar todos los que contienen grasa de los alimentos ligeros.

Mira el reloj y nos dice que por hoy da por terminadas las actividades, saca de su carpeta algunas hojas de papel y repite una frase que ya nos dijo en el primer encuentro:

–No es necesario creer. No se trata de tener fe. **No crean en mí.** Pero al hacer este ejercicio mental conseguirán tener un completo control sobre sus decisiones y cambiar sus hábitos alimentarios para satisfacer los deseos de su propio cerebro, que ahora tiene una imagen suya con el peso ideal. En el próximo encuentro aprenderemos a desprogramar cualquier clase de compulsión por la comida. Por ejemplo, quien no sepa resistirse a una caja de bombones, aprenderá a librarse de este problema sin esfuerzo.

Las personas salen excitadas, algunas entusiasmadas y otras escépticas, leyendo la hoja que él ha repartido con el resumen del ejercicio de la «estrategia de la elección», para practicarlo. Lo leo y lo releo. ¿Dará resultado la próxima vez que vaya a un restaurante? Y ahora que pienso en eso: ¿cómo será mi actitud cuando vuelva a entrar en un restaurante? Casi no puedo esperar para comprobarlo.

* * *

La estrategia de la elección.
Resumen del ejercicio:

Cómo decidir qué comer.

1) Relájese.

2) Piense en un alimento no demasiado saludable pero que le apetecería mucho comer; imagine lo que siente al comerlo, sienta su olor y su sabor.

3) Mire hacia abajo y a la derecha, y con los ojos cerrados, observe cómo se siente su estómago en ese momento.

4) Imagínese comiendo ese alimento tal como suele hacerlo.

5) Imagine su estómago treinta minutos después, como si estuviese allí dentro, sintiéndolo.

6) Ahora piense en un alimento más saludable, que a usted no le gusta tanto comer, pero por el cual le gustaría tener preferencia, como la ensalada o las legumbres.

7) Imagínese comiendo este otro alimento.

8) Sienta en su estómago el efecto de ese alimento más saludable, treinta minutos después.

9) Compare el efecto de los dos alimentos en su estómago.

10) Elija el que le haga sentirse mejor.

Después de haber practicado este ejercicio algunas veces, el cerebro efectuará su elección automáticamente. Es como aprender a conducir un coche: al principio se debe prestar atención a todos los controles, a los pedales, al cambio de marchas, pero con el tiempo uno acaba haciéndolo de un modo automático, sin pensar.

No será necesario que haga este ejercicio de elección cada vez que deba decidir qué comer, ya que su cerebro pondrá en marcha ese proceso de elección programado en el inconsciente. **Y así, nueve de cada diez veces, sin esfuerzo y sin neurosis, escogerá la comida más saludable.**

12

Descubra nuevos sabores

El reencuentro con lo natural

Cuando se dedica intensamente a alguna actividad, como el curso que está preparando desde aquella primera experiencia en la clínica, sus sueños se convierten en una fuente de inspiración. Por ello siempre deja a mano, en la mesita de noche, un pequeño bloc con un bolígrafo. Anota sus sueños antes de que la luz del día nuble esos rincones ocultos que su mente ha recorrido durante la noche.

Ahora sueña que viaja flotando en la melodía de una música suave y penetrante, hasta que se detiene, y al abrir los ojos ve que se encuentra en un amplio salón, junto a otras personas, todas ellas acostadas sobre unos cojines, con los ojos cerrados y en una atmósfera de paz y relajación.

Antes de cerrar los ojos nuevamente, advierte que en realidad el «salón» es una especie de claro, a cielo abierto, entre los árboles, bajo la luz de una luna casi llena.

Una voz tímida pero firme, siempre con la música de fondo, le invita a experimentar la paz y la relajación con la mente abierta y deseosa de aprender.

–Respire lentamente. Preste atención sólo a su respiración... Inspire y espire. Muy bien...

Son las mismas instrucciones de las cintas del viejo mago, pero ahora dichas por una voz femenina, dulce y acogedora.

–Sienta que está de nuevo flotando y me encuentra allá arriba, en medio de la nada. Desde allí, nos vamos hacia un lugar especial de la naturaleza. Una huerta llena de frutas, legumbres y verduras. Elija una bonita manzana, roja con pequeñas manchas de otras tonalidades. El aroma de esta manzana que tiene en la mano transmite salud y placer.

De repente la música y el aroma se intensifican y el viento cambia.

–Como por arte de magia, usted se empequeñece hasta el punto de poder penetrar entre las células de la piel de la manzana y viajar por su interior, sumergido en una inmensidad de zumo y suaves fibras. Se siente como un animal acuático nadando en este zumo, sintiendo la fuerza química de las vitaminas y de las sales minerales allí diluidas. Los colores que hay a su alrededor son preciosos. El olor es pura salud. El sabor es gratificante. La música es la de un sol líquido moviéndose con sus vientos luminosos en medio de ese océano lleno de color. Después de ver, oír, sentir, oler y saborear, usted siente una enorme gratitud por el hecho de estar vivo y poder experimentar todo esto. Continúa nadando en la pulpa de la manzana, apreciando cada elemento que compone la estructura de esa enorme fruta. Sintiendo la manzana por dentro, molécula por molécula, usted descubre que le gustan mucho las manzanas y las frutas en general.

La voz comienza a traerlo de vuelta, de regreso al aquí y ahora. Despacio, va abriendo los ojos y con gran sorpresa descubre a su lado un plato con una preciosa manzana. Con el pensamiento, se dispone a coger la fruta y comerla lentamente, muy, muy lentamente, durante veinte minutos por lo menos.

Comienza a saborear esa manzana como nunca antes había hecho con ningún otro alimento. Disfruta de cada bocado, deleitándose con cada matiz del sabor, del olor y de la textura.

Mientras come la manzana, un nuevo gusto por las frutas y las legumbres se va impregnando en su cerebro, y va descubriendo que también le gustan otros alimentos saludables.

—Practique este ejercicio del mismo modo con otros alimentos —se despide la voz, momentos antes de que la luz del día lo despierte de su sueño.

(Lector, haga también este ejercicio, para codificarlo en su cerebro, por lo menos cuatro o cinco veces, con legumbres, verduras o frutas.)

*Quien está en armonía
con la energía vital
prefiere los alimentos saludables.*

13

Cuestionar las cosas

Lo obvio que pasa inadvertido

La repercusión que ha tenido su trabajo en la clínica ha superado todas las expectativas. Por sugerencia del propio director, empezará a trabajar diariamente con el grupo hasta completar los seis encuentros que ya tenía programados. Después de esa serie de encuentros, estudiará con la dirección una propuesta para trabajar con los grupos siguientes como una actividad regular ofrecida por la clínica.

Cancela las citas con algunos clientes que tenía que atender hoy y pasa la tarde preparando los próximos ejercicios mentales para practicar con el grupo.

Al anochecer, va al club a nadar un poco. Cena y vuelve al ordenador para seguir trabajando en las notas de sus investigaciones: algunas de tipo didáctico, con un lenguaje accesible, y otras curiosas.

* * *

Las dietas reducen el apetito sexual y el buen humor

Una investigación realizada por un grupo de psicólogos británicos llegó a la conclusión de que las personas que se preocupan mucho de lo que comen parecen poco dinámicas y despiertan menos atracción sexual que las que comen de todo siempre que tienen hambre.

Según la psicóloga Jane Ussher, de la Universidad de Londres, que dirigió una investigación solicitada por el Consejo Británico de Fabricantes de Mantequilla, el hecho de que una persona se someta a una dieta, además de no tener garantías de que adelgazará, puede crearle sentimientos negativos.

Los psicólogos entrevistaron a 533 personas, hombres y mujeres, de edades comprendidas entre los 18 y los 65 años, con el objetivo de determinar la conexión entre la comida y el humor. De inmediato verificaron que las personas que comen sin restricciones y tranquilamente tienen más energía, están menos agobiadas por sentimientos de culpabilidad y tienen una vida sexual más intensa y satisfactoria.

Más de la mitad de los investigados revelaron que a veces se sentían culpables durante las comidas. El 60 por ciento de las mujeres y el 50 por ciento de los hombres investigados se consideraban gordos, si bien sólo el 20 por ciento estaban por encima del peso considerado como normal.

* * *

La desnutrición afecta a la capacidad mental y la longevidad

En una investigación que se está realizando desde hace cuatro años, en la que se utilizan tres mil ratas, científicos de la Universidad Federal de Pernambuco alimentaron una parte de esas cobayas con la dieta básica de los habitantes pobres del nordeste de Brasil: frijoles, harina de mandioca, boniatos y un poco de charqui.* Las ratas que fueron alimentadas con esa escasa ración desarrollaron sus cabezas en exceso, mientras que sus cuerpos se quedaron pequeños, estaban delgadísimas, tenían la piel gruesa, una sexualidad retardada y una limitada capacidad de aprendizaje, y murieron antes de lo normal.

Para estudiar también el comportamiento de estas cobayas frente a los estímulos externos, los investigadores pusieron en diferentes jaulas a las ratas bien alimentadas y a las que sólo recibían la dieta básica del brasileño pobre. A los dos

---

* Tasajo, carne secada al aire libre y con poca sal, en trozos pequeños. (*N. del E.*)

grupos de ratas se les aplicó en idénticas dosis descargas eléctricas de las que sólo podían escapar subiendo a un mástil que se había colocado en el centro de la jaula. Como una especie de aviso, los investigadores, antes de aplicarles la descarga eléctrica, ponían siempre la misma música. Después de la quinta sesión, como máximo, las ratas bien alimentadas corrían hacia el mástil y de ese modo la música dejaba de sonar. En cambio, las desnutridas se desesperaban, corriendo de un sitio a otro, y sólo después de diez sesiones de descarga eléctrica aprendían a escapar cuando oían la música.

* * *

Por cada hora de trabajo continuado siempre realiza una pequeña pausa. A las once cena fruta, té y tostadas, y luego vuelve a sus anotaciones. Esta noche ha decidido dedicarse a escribir notas cortas, para poderlas utilizar en sus futuros trabajos como ejemplos y breves indicaciones.

El consumo de grasa

Es un criterio muy recomendable evitar los alimentos con más de un 20 por ciento de grasa, principalmente si se tiene tendencia a la obesidad.

Pero recuerde: El colesterol no es un veneno. Forma parte del cuerpo. *Sólo hay que controlarlo.*

104

El colesterol realiza la biosíntesis de los ácidos biliares, esenciales para la absorción de las grasas. Además de esto, aumenta la resistencia de la piel y evita el exceso de sudor. Ayuda también a producir algunas hormonas fundamentales para nuestro metabolismo, como la cortisona, así como también las hormonas sexuales, tan importantes para el hombre y para la mujer.

Si el cuerpo tiene una carencia de colesterol, es normal y saludable que apetezca platos grasos, como una *feijoada* (siempre y cuando la persona sepa verdaderamente entender los mensajes de su cuerpo).

* * *

Combinaciones de alimentos inadecuadas que estimulan la obesidad y perjudican la salud

En nuestro cuerpo hay receptores naturales que tienen la función de absorber los diferentes tipos de alimentos. Cada uno de ellos satisface alguna necesidad del organismo.

Si la persona come, por ejemplo, carne (proteínas) con patatas (hidratos de carbono), saturará los receptores de esos tipos de alimentos y dejará otros sin atender.

En el tratamiento contra la obesidad,

se recomienda prestar atención a la combinación de alimentos.

La posibilidad de engordar es mayor cuando se mezclan hidratos de carbono con proteínas, porque esos elementos utilizan receptores diferentes en el proceso de absorción. Si el organismo se mantiene demasiado ocupado con la digestión, no tendrá suficiente energía para eliminar las grasas, que entonces se irán acumulando en el cuerpo.

Los cereales y las proteínas deben combinarse por separado con verduras o con frutas.

Los hidratos de carbono complejos (que tienen fibra) ayudan a crear mejores condiciones en el organismo para que libere las toxinas consumidas en la alimentación. Existe una gran diferencia entre alimentarse y nutrirse. Si la persona se come dos hamburguesas, por ejemplo, satisface el hambre del estómago (volumen de comida), pero no el hambre celular (nutritiva). No satisface las necesidades celulares.

Cuando la comida no contiene todos los nutrientes necesarios, como las vitaminas y las sales minerales (presentes en las legumbres y verduras), las células se debilitan. Entonces la persona siente hambre constantemente y come más. En cambio, cuando las células están bien nutridas, el centro cerebral recibe esa información, y disminuye el hambre de la persona.

* * *

Beber agua, un remedio contra la obesidad

En el cerebro, los centros del hambre y de la sed a veces se mezclan. Entonces la persona tiene sed, pero su cerebro piensa que tiene hambre.

Si usted quiere adelgazar, cuando sienta hambre, beba primero un vaso de agua. Si una persona come cuando en realidad quiere calmar su sed, comerá y volverá a comer, pero no se sentirá satisfecha.

Si al beber agua, el hambre no desaparece, entonces coma. Por otro lado, si no come cuando siente hambre, el nivel del termostato aumentará y le resultará más difícil adelgazar.

Todos deberíamos beber por lo menos de seis a ocho vasos de agua por día. Beber agua es muy bueno para la salud, mejora la piel, evita arrugas y limpia el organismo.

¡Vale la pena que aumente su consumo diario de agua!

* * *

Los edulcorantes estimulan el deseo de azúcar

Recientes investigaciones demuestran que, en un tercio de las personas, la utilización de edulcorantes (principalmente ciclamato y sacarina) provoca en el cerebro el deseo de comer azúcar.

Como ejemplos frecuentes de ese efecto están las personas que toman café con edulcorante, o refrescos sin azúcar, pero que jamás rechazan dulces azucarados en el postre o entre las comidas.

* * *

Al día siguiente se levantará temprano. Antes de dormirse le gusta practicar un ejercicio para recordar lo sucedido durante el día.

Cuando piensa en su grupo de la clínica, intenta acordarse de cada una de las personas que lo forman, y no sabe por qué, en quien más piensa es en la chica que le confesó su compulsión por los bombones y la leche condensada, y con quien había practicado el ejercicio de la estrategia de la elección entre una ensalada y una *feijoada*. Se identifica con ella en algunas cosas, ya que en su infancia él también devoró centenares de latas de leche condensada y, ya de adulto, era un fanático de la *feijoada* («para que una *feijoada* sea realmente completa, tiene que haber una ambulancia en la puerta», decía un humorista).

Pero, además de estas coincidencias, tiene una extraña sensación de familiaridad con ella, como si se conocieran desde hace mucho tiempo.

14

Despídase de la compulsión

Recodificar y controlar

Creía que iba a hablar de las calorías y los hidratos de carbono, pero acaba de escribir en la pizarra, en letras muy grandes, «CAUSAS DE LA OBESIDAD». Y me sorprende una vez más cuando dice que vamos a trabajar en algunas causas mentales, empezando por la **compulsión por la comida**.

–Hay gente que abre una caja de bombones y no consigue parar hasta que se los ha comido todos. Existen compulsiones tan fuertes que la parte cortical del cerebro parece no tener control. Este problema se puede resolver fácilmente trabajando en la estructura psicológica de la persona con ejercicios mentales... ¿Hay alguien aquí que tenga este tipo de compulsión?

Pero si ese es exactamente mi caso... ¿Me irá a llamar de nuevo como «voluntaria»?

Debía haberme imaginado que en ese grupo habría también otras personas con «síntomas» parecidos a los míos. Algunas de ellas se ríen con cierto nerviosismo cuando él habla de devorar cajas de bombones. Una señora levanta su mano muy excitada, interrumpiéndolo en medio de una frase:

—Conmigo ocurre exactamente eso. No puedo comer uno o dos bombones. No consigo parar. Cuando me doy cuenta, la caja ya está casi vacía y sigo deseando más. ¡Esta es la razón de que no pare de engordar!

Es evidente que, después de esto, la voluntaria para el ejercicio mental sólo puede ser ella... Mejor así: yo no quiero exhibirme tanto. Intentaré aprender la técnica para practicarla luego, cuando esté sola.

*   *   *

—Muy bien. La primera pregunta que debo formularle es la siguiente: si ese deseo de comer chocolate desapareciese de su vida y usted nunca más se interesase por los bombones, ¿se pondría triste? —le pregunta, después de pedirle que cierre los ojos y que respire relajadamente—. ¿Tiene usted algo que objetar a la pérdida de esa compulsión en el futuro? ¿Le traería algún perjuicio o algún problema?

—Por supuesto que no. Yo quiero dejar de comer bombones.

—Bien, entonces podemos trabajar. Descodificaremos en su cerebro esta compulsión por el chocolate. Pueden pasar dos cosas: o que usted no quiera probar nunca más un bombón o que termine por comerlos como la mayoría de la gente, sin compulsión.

En la mirada de algunas personas, en especial médicos de la clínica, advierto un aire de «ver para creer». Creo que él es consciente de esa actitud un poco escéptica, pero al parecer no le preocupa demasiado.

–Si después de hacer este ejercicio, necesita echar mano de su fuerza de voluntad para resistirse a los bombones, es que no ha funcionado. Si tiene ganas de comerse un rico bombón, lo mejor será que lo haga.

Casi susurrándole en el oído, da inicio a la visualización. Yo cierro los ojos y también comienzo a visualizar.

–Piense en lo que le gusta. Imagínese una caja de bombones. Usted la abre y observa los bombones, algunos de ellos envueltos en papeles de colores, estimulando su deseo. Ahora usted sostiene un bombón que ha elegido entre todos los de la caja. Es el que más le gusta. Y lo tiene en la mano, rico, apetitoso, listo para que lo saboree... ¿Qué puntuación, de uno a diez, daría a su deseo de comerlo? La nota uno significa que no tiene nada de ganas de comerlo, y la nota diez que lo quiere comer ahora mismo. Si yo le diese un bombón ahora, ¿usted se lo comería? Dé una nota.

–... ¡Once!

–Muy bien... Ahora, usted mira cómo el bombón va aumentando de tamaño. Es como si tuviese un poderosísimo fermento. Visualice ese bombón creciendo, creciendo, creciendo, hasta llegar a adquirir un tamaño exagerado. Déjelo crecer en su mente... así, muy bien... el bombón se va volviendo gigantesco, cada vez más grande, ridículamente grande, enorme, y todavía crece más...

Me sobresalto cuando, de repente, imita el sonido de una «explosión»:

–¡¡¡PUM!!! Ha explotado, y el chocolate se ha esparcido en todas direcciones. Bien... Deje que esa sensación vaya desapareciendo poco a poco de su cuerpo.

El bombón gigante también explota en mi mente. La voluntaria sonríe, desconcertada.

Él hace una pequeña pausa y luego continúa:

—Ahora, deje pasar el efecto imaginándose una pantalla en blanco frente a usted. Comience a visualizar de nuevo, en esa pantalla en blanco que está en su mente: el bombón es delicioso, mírelo, vea cómo comienza a crecer, y crece, sigue creciendo, hasta volverse exageradamente grande, y crece todavía más y más... ¡PUM! Ya está, ha explotado.

Creo que no voy a necesitar practicarlo sola. El superbombón ha explotado también en mi mente.

Él sonríe estimulándonos, y vuelve a comenzar:

—Respire, relajándose, y de nuevo imagínese frente a usted la pantalla en blanco. Ahora, hágalo por tercera vez. El bombón va creciendo, creciendo, creciendo, volviéndose más grande que nunca, realmente gigantesco. Frente a usted sólo hay chocolate, un bombón enorme, descomunal, que continúa creciendo, cada vez más y más... ¡PUM! Ya está, ha vuelto a explotar de nuevo. Ahora visualice, en el futuro, un bombón en su casa. La caja de bombones está abierta entre sus manos. ¿Le apetece comerse alguno?

—No, no me apetece.

—¿Qué puntuación, de uno a diez, daría usted ahora a su deseo de comer bombones?

—Un dos.

—Interesante, ¿verdad? Parece magia, pero en realidad es una técnica muy simple. Esa compulsión se codificó **por equivocación en el cerebro** en un determinado momento de su vida, **como si se tratase del virus de un ordenador**. El deseo de bombones se repetía en su mente como un disco rayado. Lo más importante no es el problema emocional, sino este simple fenómeno, que ahora empieza a comprender. **Un pequeño error de programación**. Con este sencillo ejercicio, hemos descodificado la compulsión. El cerebro tiene un determinado modo de codificar el sabor de un alimento, conectado a su vez a otros aspectos, como la apariencia, el aroma, el tamaño, el color, etc. Cuando el alimento que es objeto de un deseo compulsivo comienza a crecer y a crecer, hasta que su tamaño llega a ser ridículamente grande, y finalmente explota, se deshace la codificación en la que estaba grabada la compulsión, y ésta desaparece.

Ahora, la sorpresa reinante es más fuerte que el escepticismo. Él le pide a la mujer que escriba su número de teléfono en la pizarra, para que los interesados en verificar la eficacia del ejercicio puedan llamarla dentro de un tiempo.

* * *

Apunto el número y, dos meses más tarde, sin avisarle a él, llamo a esa señora. Se acuerda perfectamente de mí; le pregunto sobre el ejercicio de aquella mañana en la clínica y me dice:

–Durante mucho tiempo no volví a probar el chocolate, ni siquiera un bombón. Los miraba, pero no me apetecían. Antes iba al supermercado y compraba varias cajas de bombones, pero ahora, cuando voy, no les presto atención, como si no existiesen. Un día que me sentía tensa y ansiosa, decidí comprar una caja, a pesar de que no tenía muchos deseos de hacerlo, y conscientemente me comí algunos bombones. Seguí haciéndolo durante algunos días, pero en mucha menor cantidad que antes, sin compulsión. Ahora, cuando como bombones, es por una decisión consciente, para compensar una situación de estrés o una sensación de insatisfacción. Últimamente no he comido ninguno. Pero cuando me apetezca, lo haré, porque no quiero forzar nada.

Lo importante es que no coma bombones de un modo compulsivo, como antes.

Cuando le comento este testimonio, él me habla de otros casos, como el de un atleta famoso que todas las noches, desde hacía veinte años, tomaba un tazón de leche con cacao, y eso le hacía engordar, pero no conseguía abandonar ese hábito compulsivo. Puso en práctica este ejercicio y nunca más necesitó el «superbiberón» nocturno.

*   *   *

Después de una breve pausa, pide al grupo que lo acompañe en un ejercicio físico de «equilibrio de los dos hemisferios cerebrales», al son de una música con un ritmo divertido. Parece una danza. El ejercicio dura apenas tres minutos, pero me siento revitalizada.

A continuación pone una música relajante de fondo y nos dice:

–Los ejercicios físicos ayudan a mantener el cuerpo en forma. Son muy importantes en los tratamientos para adelgazar. Si ustedes comen y no queman calorías, llevando una vida sedentaria y sin hacer ejercicio, es normal que tiendan a engordar. El ejercicio físico incluso disminuye la sensación de hambre. Hay también quien dice que puede ser peligroso para la salud adelgazar sin hacer ejercicio físico, y que en tal caso la «pérdida» de peso no es uniforme. Pero si no les gusta hacer ejercicio físico, y son del tipo de personas que comienzan, lo dejan, empiezan de nuevo y lo dejan otra vez, no se esfuercen porque no solucionarán nada.

«Esforzándose no conseguirá nada», fue lo primero que me dijo y me sorprendió. Ahora todo tiene más sentido. La etapa de confusión en el aprendizaje ya ha pasado y asimilo totalmente las lecciones.

–Siempre es bueno recordar que hacer muchos esfuerzos no sirve de nada. Intentar hacer ejercicios pesados, o correr kilómetros diariamente, para adelgazar más rápido o para mantenerse en forma después de adelgazar, puede llegar incluso a ser perjudicial para la salud. Algunas investigaciones han demostrado que las personas que practican ejercicios moderados tienen mejor salud que las que se exigen grandes esfuerzos.

–Pero, entonces, ¿cuál es el ejercicio más recomendable? –pregunta, preocupado, el señor que va siempre vestido con un chándal y se pasa la vida agotado de tanto correr por los jardines de la clínica, a veces seguido por su jadeante esposa.

–El más simple. Caminar. Tranquilamente. Todos los días.

–¿Es bueno utilizar prendas impermeables para sudar más?

–¡Es muy malo! No haga eso porque es peligroso. Esos tejidos no dejan que el sudor se evapore, lo cual aumenta la temperatura interna. El sudor acumulado impide que la piel se ventile y que la temperatura del cuerpo disminuya, y la persona que cree que eso beneficia su salud puede estar arriesgando su vida. La ropa que lleve debe ser la adecuada según la temperatura que haga, sin forzar nada.

Mi caso es el opuesto al del señor atlético. Nunca he conseguido ser constante con ninguna clase de ejercicio. Decido comentarle este problema con la intención de que me oriente:

–Me paso la vida programando caminar o ir en bicicleta. Sé que hacer ejercicio es bueno y querría hacerlo, pero no lo consigo, siempre surge algún problema, o bien no hay tiempo...

–Mire, muchas veces esto es una cuestión de falta de programación cerebral. Pero también hay gente que hace bastante gimnasia y no adelgaza. En cambio, otras personas con un pequeño ejercicio de algunos segundos por día, sin forzar el cuerpo, consiguen mantenerse en forma. Y además de los ejercicios físicos, tenemos también **los ejercicios mentales**, como el de la **tensión estructural**, que veremos mañana, y que tarda en hacerse apenas quince segundos por día. ¡Exactamente, quince segundos por día! Si usted no puede dedicar ese mínimo tiempo, durante sólo veintiún días, a tener el cuerpo que desea, entonces no merece tenerlo, o no lo desea demasiado...

Su comentario me hiere en mi amor propio. ¿Deseo realmente y me merezco un cuerpo más atractivo?

* * *

–La tercera causa de la obesidad de la que hablaremos hoy es la **falta de aserción**. ¿Saben qué significa esto?

–Una aserción es una afirmación, ¿no? –se apresura a responder una señora con aspecto de profesora.

–Exactamente. Una persona es asertiva cuando manifiesta su voluntad en una determinada situación, diciendo sí cuando es sí, y no cuando es no. Hay personas que no saben decir que no. Y algunas de ellas engordan intentando utilizar su cuerpo para protegerse del entorno. Se construyen un caparazón. Al mejorar su nivel de aserción o autoafirmación, entran en contacto con su personalidad de una manera más saludable y con menos sentimiento de culpabilidad, y la grasa se derrite. Hay personas que han llegado a

116

adelgazar quince kilos, e incluso más de veinte, en pocos meses sin dieta, cuidando sólo de este aspecto mediante la práctica de ejercicios mentales adecuados. La falta de aserción es un problema muy común en las personas obesas. Decir, por ejemplo: «Ah, yo *querría* practicar este ejercicio, *querría* hacer esto o aquello, pero nunca lo consigo», eso también es un problema de aserción, porque «querría» no es lo mismo que «quiero». «Querría»... si se cumpliera, ¿qué condición o qué requisito? Porque este verbo está en tiempo condicional.

¡No es posible, hoy la ha tomado conmigo! Ya es la segunda o tercera indirecta que me lanza. Estoy indignada. En el fondo, me gusta que me observe, pero decido mostrarme herida, a ver si se da cuenta, y salgo de la sala sin despedirme.

15

La manifestación de lo que se desea

Toda tensión busca una resolución

Por la noche su amigo lo llama por teléfono, para comunicarle que ya ha regresado y que su padre se encuentra mucho mejor.

Le da las gracias por haberlo sustituido en la clínica, le comenta que esa tarde ha estado allí y le pregunta:

–Y a propósito, buena la has armado.

–¿Cómo...?

–Hay mucha confusión en el ambiente, porque el trabajo de grupo que estás haciendo ha provocado una gran polémica entre los médicos. Algunos están entusiasmados con esos nuevos conocimientos, pero otros creen que tus ideas contradicen la orientación médica de la clínica...

–¡No es posible!

–Dicen que tus propuestas no están comprobadas científicamente, que tú propones una forma de tratar las compulsiones en unos cuantos minutos, cuando en la mayoría de los casos se necesitan muchos años de tratamiento.

–E incluso con todo ese tiempo de tratamiento no siempre se consiguen buenos resultados, ¿no?

–Sí, resumiendo, están presionando a la dirección para que te sugiera que no repitas la experiencia en la clínica cuando des por terminadas las sesiones con este grupo.

–¡Caramba! Muy bien, seguiré con mi trabajo de forma independiente de la clínica, pero esta gente no se ha dado cuenta de que si antiguamente una carabela empleaba meses en atravesar el Atlántico, ¡hoy se puede recorrer el mismo trayecto en sólo tres horas, viajando en un Concorde! Es simplemente una cuestión de tecnología, y actualmente hay técnicas para conseguir, en un corto período de tiempo, profundas transformaciones en la manera como nuestro cerebro ha sido programado.

–Pero en la clínica hay un sector intransigente que no quiere ni siquiera oír hablar de novedades.

–Entonces, paciencia. Terminaré con ese grupo y crearé un curso por mi cuenta. Un hecho como este puede significar la oportunidad de dar un salto cualitativo, un giro en mi vida.

* * *

Hoy ella no ha llegado a la sala antes de hora, para ayudar con las sillas. «¿Tendrá algo que ver con esa polémica entre los médicos?», piensa mientras conecta el equipo de música.

Fija en paredes opuestas dos trozos de goma elástica grande que ha comprado en una mercería que hay cerca de la clínica. En una de las paredes escribe: «ESTAR GORDO». En la otra escribe: «ESTAR DELGADO». Mientras las personas van llegando, él tira de una de las gomas con una mano,

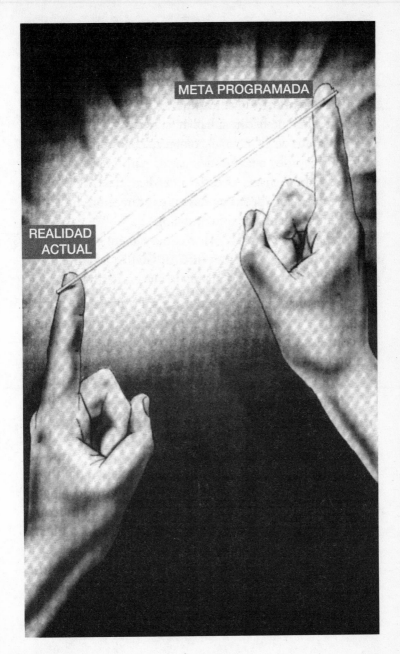

hasta un cierto punto, luego camina en dirección opuesta tirando de la otra goma con la otra mano. Cuando ésta está bien estirada y la otra bien floja, vuelve a cambiar de dirección tirando de la goma que está floja.

Va repitiendo lo mismo durante algunos minutos. La gente no sabe qué hacer: si hablar, si reír, si esperar... Cuando están todos en silencio, él comienza con un monólogo:

–Estoy gordo, necesito adelgazar, haré una dieta –dice mientras camina hacia el cartel que dice «ESTAR DELGADO» y tira de una de las gomas en esa dirección, hasta que queda muy estirada y la otra muy floja.

»Ah, ¿sabes una cosa? ¡Hoy comeré bien! –y se pone a andar en dirección opuesta («ESTAR GORDO»), tirando de la goma que está floja y aflojando la que está estirada. Luego vuelve estirando la otra goma y así sucesivamente.

»Uy, estoy gordo. Volveré a hacer mi régimen.

»Bien, hoy es sábado y no puedo resistirme a una buena *feijoada*... y además el domingo es día de cocido...

»¡Caramba, el pantalón me aprieta en la cintura! Mañana comienzo la semana con una nueva dieta, ¡y esta vez de verdad!

Caminando en ese vaivén, estirando una de las gomas y luego la otra, comenta:

–Hay personas que ya han adelgazado unos quinientos kilos durante toda su vida. Viven así, como un yoyó. El problema de esta actitud es que se trata de dos gomas elásticas, y cada una sólo está fijada a un punto. Para crear tensión, la goma tiene que estar sujeta a dos puntos. Este es el principio del **ejercicio de la tensión estructural**, que tiene la capacidad de cambiar el metabolismo y activar el hipotálamo, siempre y cuando se practique quince segundos por día, durante veintiún días. Se puede hacer tantas veces como se quiera por día: al levantarse, al acostarse, etc. Para aprender, el cerebro sólo necesita que se repita el ejercicio durante veintiún días; después no hay que preocuparse más.

* * *

Anoto las instrucciones del ejercicio, que comenzaré a practicar el día en que llegue a casa, el próximo fin de semana, cuando finalice mi estancia en la clínica.

He adelgazado seis kilogramos en estos dieciocho días, y puede ser que antes del domingo adelgace todavía un kilogramo más, pero ahora es cuando realmente siento que he iniciado mi adelgazamiento definitivo y el equilibrio de mi salud.

Después de aprender a hacer este ejercicio de tensión estructural, entiendo por qué las técnicas de pensamiento positivo que aprendí en un libro no funcionaban conmigo. Me repetía a mí misma: «Seré delgada, conseguiré tener un cuerpo bonito» y otras frases de este tipo, hasta que me cansaba y pensaba que no me iban a servir de nada. Otro intento en esta dirección fue tomar una fotografía antigua, de cuando estaba delgada, y mirarla todos los días para visualizarme con un cuerpo delgado.

Nada de eso me servía porque yo no tenía tensión estructural. **Toda tensión busca una resolución**. Necesitamos tener dos puntos de apoyo para producir una tensión estructural dentro del cerebro.

Primer punto: ¿Cómo crearlo? En primer lugar, hay que mirarse al espejo sin encoger la barriga, pues en caso contrario se tiende a pensar: «Tampoco estoy tan mal»... hasta que, por comodidad o por resistencia, uno se convence de que está bien de esa manera y finge que no hay de qué preocuparse. De este modo nos engañamos a nosotros mismos.

Cuando observamos la realidad, no es necesario que nos guste, y no hay que explicarla, ni justificarla ni criticarla. Se trata sólo de observarla. Si uno se dice frente al espejo: «Tampoco estoy tan gordo», no adelgazará. El primer punto consiste en ver nuestra propia imagen actual, por mala que sea, en ver lo negro en lo blanco.

Segundo punto: Se trata de visualizar nuestra meta, de programar el cuerpo que queremos tener. Primero buscamos una fotografía en la que estemos delgados. Si no la encontramos, podemos recortar de una revista alguna fotografía en color con un cuerpo como el que nos gustaría tener, y pegar encima una foto de nuestra cara. Después, hemos de colocar en el espejo esa fotografía (o fotomontaje) de nuestro cuerpo ideal.

* * *

Yo ya hice algo completamente opuesto, y por lo visto, nada eficaz: una vez coloqué un retrato de una persona muy gorda en la puerta de la nevera, para ver si eso me ayudaba a no estar todo el tiempo «picando»...

Las fotografías de personas gordas para intimidar no proporcionan ninguna ayuda: sólo refuerzan la imagen negativa que tenemos de nosotros. **Si yo no consigo visualizarme como una persona delgada, nada de lo que haga para adelgazar funcionará.**

* * *

Lo más importante para hacer el ejercicio de tensión

estructural consiste en visualizar dos imágenes simultáneamente:

La imagen de *cómo somos ahora* debemos visualizarla en blanco y negro.

La imagen de *cómo queremos ser* tenemos que visualizarla en color, y en un tamaño mayor que el de la imagen real.

¿Cómo aprender a visualizar las dos imágenes al mismo tiempo? Esto me resulta difícil, cuando él nos explica el ejercicio y nos pide que lo practiquemos. No consigo visualizar las dos imágenes simultáneamente. (Menos mal que no soy la única que no lo consigue. Otras personas del grupo le piden que les enseñe cómo hacerlo. Yo no quiero exponer mis dificultades, después de sus indirectas de la última vez...)

—Cojan una fruta con una mano, y otra diferente con la otra mano —dice él con paciencia—. Cierren los ojos, intentando visualizar las dos frutas. Si todavía no lo consiguen, vuelvan a abrirlos, miren de nuevo las frutas, y en seguida cierren los ojos otra vez. Después de practicar con las frutas, comiencen a visualizar imágenes más complejas de su vida, sus deseos, etc. Cuando su cerebro consiga visualizar dos cosas al mismo tiempo, entonces proyecten su imagen de persona gorda en el lado izquierdo de su pantalla mental, y su imagen de persona delgada en el lado derecho (quien sea zurdo que lo haga al revés).

»Hay que tener en cuenta algo muy importante en estas visualizaciones: en el momento en que piensen simultáneamente en las dos imágenes de ustedes mismos, visualicen su imagen ideal, su meta, mayor que la imagen real que quieren modificar. Si no lo hacen de esta manera, el resultado puede ser el opuesto. **La imagen ideal ha de ser mayor, en color, más nítida y más atractiva.**

»¿Por qué la imagen ideal debe ser en color y la otra no? Porque cuando se dice, por ejemplo: "La vida para mí ha perdido color", esto no es solamente una metáfora, sino un dato significativo para el cerebro. ¿Quién quiere un futuro en blanco y negro? Si ponemos más color, más brillo, más impacto, más encanto, todo ello adquirirá un significado y una presencia más fuerte en nuestra mente.

Haré que me hagan una fotografía ahora que todavía estoy gorda (y sin esconder la barriga) en blanco y negro, y haré un fotomontaje en color con la imagen de un cuerpo delgado como el que siempre he querido tener. Es importante que esa fotografía, además de ser en color, sea mayor que la otra. Con esas imágenes plasmadas en las fotografías, me resultará más fácil, al cerrar los ojos, visualizarlas simultáneamente. Viendo las dos al mismo tiempo, una a cada lado de mi pantalla mental, podré concentrarme en ambas.

Practicaré este ejercicio durante quince segundos, por la mañana cuando me lave los dientes. No estoy diciendo que correré tres kilómetros, ni que haré gimnasia o abdominales, ni que caminaré sobre una alfombra deslizante. El ejercicio mental que practicaré, durante quince segundos diarios, hará que consiga mi objetivo rápidamente: un cuerpo delgado, para siempre.

–Si ustedes practican este ejercicio diariamente, durante veintiún días –dice él al grupo, mientras me mira–, su termostato indicará que su metabolismo ha cambiado. Y finalmente despertará la persona delgada que ya hay en su interior.

* * *

Al final, mientras va mirando a cada participante del grupo, repite varias veces una de sus frases predilectas: **No se lo crean, pruébenlo y vean.**

Sólo hay una manera eficaz
de adelgazar:
desde dentro hacia fuera.

16

Despierte a la persona delgada que hay en su interior

Incorpore mensajes positivos

Entrar en discusiones con el cuerpo médico de la clínica, en este momento no le proporcionaría ningún beneficio. Con el tiempo, los mismos avances de la tecnología humana (que se transforma a una velocidad vertiginosa) los aproximará nuevamente. Da las gracias a la dirección y a todos los profesionales de la clínica, y se pone a su disposición a través de los cursos y grupos de trabajo que comenzará en breve.

Sale del despacho del director y se va a pasear por el jardín, para relajarse y concentrarse un poco. Ella pasa por allí y lo saluda.

—Hoy es su último día, ¿no?

—Es el primero de una nueva etapa. ¿Y usted?

—¿Yo qué? —dice ella riendo.

—¿Hasta cuándo estará por aquí?

—Hasta pasado mañana. Domingo. ¡Uf!

—¡Felicidades! ¿Y cómo le ha ido?

—He perdido, mejor dicho, he adelgazado seis kilos y medio.

–¿Ha valido la pena?

–Sí, especialmente por haber conocido... su trabajo –dice ella, y casi se le escapa: «por haberte conocido».

–Ahora lo importante es que vaya llegando a su peso ideal, que reconocerá enseguida, porque entonces sentirá un gran bienestar. Se sentirá (si está atenta) en equilibrio con el Universo.

Ella, tímida, se queda sin tema de conversación. Busca uno.

–Usted estuvo gordo, ¿verdad?

–Sí, llegué a pesar ciento un kilos.

–¿Y ahora mantiene su peso con alguna dieta?

–Procuro estar siempre en equilibrio, me alimento bien, trabajo, estudio, ejercito el cuerpo y la mente...

–Y también se divierte, ¿no? –arriesga ella.

–Sí, claro –responde él rápidamente–. Pero últimamente no he salido mucho por placer, como no sea a caminar, y de vez en cuando a algún restaurante...

Llegan a la sala de reuniones. Ya hay algunas personas esperando. Ella lo ayuda con las sillas; él conecta el equipo de música y se concentra.

* * *

–Hace cinco siglos, las carabelas que zarpaban de los puertos europeos hacia el nuevo continente empleaban meses de viaje. Hoy, el Concorde atraviesa el Atlántico en tres horas. Por lo tanto, no subestimen el poder de esta presentación y del ejercicio que les explicaré sólo por su corta duración. Nuestro cerebro es rápido en los procesos mentales que vamos a poner en marcha; por eso de nada sirve ir despacio cuando lo que interesa es cambiar la dirección de nuestra mente en algún aspecto que no va bien.

Hoy hay treinta y tres sillas en el círculo, y una atmósfera de gran interés.

–Ustedes aprenderán hoy a sentirse delgados desde dentro hacia fuera, despertando a la PERSONA DELGADA que hay en su interior. Haremos un ejercicio mental que puede alterar profundamente su vida, no sólo en cuanto a su peso, sino también en varios otros aspectos.

Hace una pausa, bebe un poco de agua y sigue hablando, mientras camina dentro del círculo.

–La técnica que utilizaremos es de Richard Bandler, uno de los creadores de la Programación Neurolingüística. Se llama *swish* (¡chas!) y tiene un gran poder para reprogramar el cerebro de un modo muy simple y rápido. Lo primero que hay que hacer es identificar **la situación que se quiere cambiar**. A continuación, es necesario identificar **lo que desencadena esa situación**. Por ejemplo, si el problema es que se come demasiado, hay que buscar el «gatillo» que dispara las ganas de comer. Y después de esto han de crear en su mente **la imagen del resultado deseado**: visualizarse con su peso ideal, cómo sería eso, cómo sería su aspecto, cómo se sentirían en un cuerpo delgado, que responda a todas sus aspiraciones. El *swish* es una manera de intercambiar una imagen por otra, dirigiendo el «gatillo» hacia una imagen positiva de ustedes mismos.

–¿Por qué el nombre de *swish*? –pregunta un médico joven.

–Esta palabra inglesa describe un movimiento con un sonido sibilante, que corta el aire con un silbido o estalla como el chasquido de un látigo. Es algo realmente muy rápido. La técnica de Bandler lleva ese nombre porque así también se llama el mecanismo que poseen algunos televisores para poder mostrar en la pantalla las imágenes de dos canales al mismo tiempo. El canal que no estamos viendo, sino sólo comprobando, aparece en una imagen pequeña y más oscura, en un rincón de la pantalla. También podemos hacer que ocupe el lugar de la imagen más grande, si así lo deseamos: con el *swish*, crece hasta ocupar casi toda la pantalla, y la imagen del canal que veíamos primero aparece ahora pequeña en la parte de abajo. De la misma manera podemos enseñar a nuestro cerebro a cambiar la imagen que tenemos de nosotros mismos y también los comportamientos de nuestra vida cotidiana que influyen en ella. ¿Lo practicamos?

* * *

Se aproxima a una señora de mediana edad y le pregunta:

–¿Qué es lo que hace que esté gorda?

–Una de las causas es mi compulsión por los helados.

–¿Usted cree que es posible que llegue a tener un cuerpo delgado?

–Sí, lo creo.

–Es importante que lo crea, porque el resultado depende fundamentalmente de usted.

Le pide que se siente en medio del círculo, con el cuerpo relajado, sin cruzar los brazos ni las piernas. Con la música de fondo, pone sus manos rodeando la cabeza de la señora y dice con una voz muy suave:

–Usted ya ha hecho la primera parte del ejercicio al identificar el problema que debe solucionar. Ahora relájese, respire lentamente, sienta el contacto de su cuerpo con la silla, y de la ropa sobre su cuerpo. Imagine una escena en la que usted, exactamente con el cuerpo que tiene ahora, decide saborear un helado. ¿Qué es lo que ha hecho que usted sienta ganas de comerse un helado?

–No lo sé... –responde ella–. Sólo sé que siento unas ganas irresistibles de comerme un helado.

–Entonces dígame qué es lo que ve un instante antes de comenzar a saborear el helado.

–Bueno, veo a mi mano derecha que lleva el helado hasta mi boca. ¿Puede ser eso?

–Puede que sí. Fije esa imagen, como si estuviera flotando frente a usted, en una pantalla de televisión. Ahora visualice en el rincón derecho de la pantalla, en la parte de abajo, todavía pequeña y oscura, otra imagen suya en la que está mucho más delgada.

Ella lo intenta y le dice en un tono quejumbroso:

–Me resulta difícil visualizarme delgada.

–Vamos, que yo la ayudo un poco. Si usted no tuviera esta compulsión por los helados, ni por ninguna otra cosa que provoque obesidad, ¿cómo sería su cuerpo? ¿De qué manera sería diferente su vida? ¿Cómo sería su aspecto? ¿Cómo se sentiría usted?

Ella continúa con una expresión de preocupación.

–Si todavía le resulta difícil –prosigue él, cambiando levemente su tono de voz–, intente recordar algún momento de su vida en el que se haya sentido más feliz y sana... mucho mejor que ahora... aquel momento que le gustaría que hubiera perdurado hasta hoy.

En la cara de esa señora se dibuja una sonrisa.

–Me gustaría sentirme como cuando tenía dieciocho años. Recuerdo unas vacaciones que pasé en la playa en esa época. Estaba morena, paseaba por la playa y recibía elogios...

(Lector, como en anteriores oportunidades, aproveche también este ejercicio. Hágalo y obtendrá mucho más provecho del libro que está leyendo. Sólo se aprende practicando.)

–Muy bien, continúe con los ojos cerrados y haremos que esta imagen se vuelva más real todavía. Vea lo que veía entonces, pero ponga más color y brillo en la imagen. Oiga lo que oiga, pero ponga más melodía en los sonidos, más armonía musical. Sienta lo que sintió como si estuviera sucediendo ahora. Bien, exactamente eso. Vea, oiga y sienta. Si quiere, introduzca modificaciones en esa imagen para que mejore aún más. Imagine su cuerpo con el peso ideal, sano y atractivo. Imagínese caminando con ese cuerpo. Ahora salga de la imagen, como si estuviese viendo una película, y contémplese a sí misma como protagonista de esa escena.

Por la expresión de su cara, él se da cuenta de que ella ya está preparada para el *swish*. Sube el volumen de la música durante algunos segundos y luego continúa:

–Ahora ya tenemos la imagen de sí misma que debe despertar en su interior. Déjela por el momento, pequeña y poco clara, en el rincón de abajo de su pantalla mental, mientras que en la grande puede ver su imagen actual de persona gorda a punto de comerse un helado. En el instante en que usted se imagine llevándose el helado a la boca, realice el *swish*: intercambie instantáneamente las escenas de lugar. La más pequeña (su imagen con dieciocho años, delgada y saludable) crecerá en fracciones de segundo hasta ocupar toda la pantalla en lugar de la otra, y viceversa. Su imagen de persona delgada ahora será en color, nítida y brillante, y la otra se verá muy pequeña y oscura, en el rincón de abajo de la pantalla. ¿Lo hacemos? Uno, dos, tres... ¡*swish*! Termine el ejercicio con su imagen ideal flotando frente a usted. Contemple su propia imagen. Muy bien...

Observa la reacción del resto de la gente y vuelve inmediatamente al ejercicio.

–El *swish*, el instante en que se intercambian las imágenes, debe ser muy rápido, sólo unas fracciones de segundo. Ahora imagínese una pantalla en blanco en su mente, vacíela de todo pensamiento y lo haremos de nuevo. Observe abajo su imagen ideal, en un pequeño rincón. Preste atención a un detalle importante: usted se está viendo en esta imagen (está «disociada» de la escena), como si estuviese mirando desde fuera y observándose a sí misma como la protagonista de la escena. Por otro lado, en su imagen de persona gorda, que ocupa al principio casi toda la pantalla, usted no se ve a sí misma, porque ve la escena como si lo hiciera con sus propios ojos (está «asociada» a la escena). En el momento exacto en que usted ve que el helado se acerca a su boca... un, dos, tres... *¡swish!* Ahora vuelva a imaginarse una pantalla en blanco en su mente para hacer una vez más el ejercicio.

La señora hace cinco veces el *swish*, bajo la orientación del terapeuta, paso a paso. (Repítalo también usted, lector, cinco veces, para aprovechar plenamente el ejercicio.)

–La nueva imagen ya está instalada en su mente. La reforzaremos todavía más, proyectándola hacia su futuro. Imagine tres situaciones, por lo menos, en que usted esté a punto de comer un helado o algo parecido y, en el momento en que se lo lleva a la boca, las imágenes se intercambian. Muy bien... eso mismo.

Ella hace el *swish* tres veces más con las escenas del futuro y abre los ojos con una gran sonrisa. Entonces él le dice que generalice el ejercicio a otros tipos de alimentos que le guste comer, pero que sabe que no le hacen bien.

–Todavía nos queda una etapa importante en el ejercicio, que es la verificación –prosigue él–. Intente recordar ahora la imagen en que usted tenía ganas de tomarse un helado. Cierre los ojos y visualice con bastante claridad el helado llegando a su boca. ¿Qué siente?

–No consigo retener esa imagen, porque enseguida aparece la otra escena, la de la playa, y ocupa la pantalla.

–Entonces ya está –dice él riendo–. Misión cumplida. El *swish* ya ha afectado a su estructura mental y usted ha aprendido a dirigir su compulsión por el helado hacia otro deseo, el de tener un cuerpo delgado y bonito. Ahora su cerebro se encargará de que ese deseo tenga continuidad.

Con una expresión de alivio y de felicidad, ella vuelve a su sitio, mientras él escribe en la pizarra un resumen de los pasos del ejercicio:

1.º) Identifique la situación que quiere cambiar.

2.º) Visualice el «gatillo» que le hace comer y engordar.

3.º) Visualice una imagen ideal de usted (menor, y abajo).

4.º) *Swish*: intercambie las imágenes instantáneamente.

5.º) Repítalo cinco veces.

6.º) Proyecte su nueva imagen en tres situaciones futuras.

7.º) Verifique el resultado del ejercicio.

Entonces prosigue, mirando a todos los participantes, como si se dirigiese a cada uno individualmente.

–Ahora practique usted también el ejercicio siguiendo este esquema. Identifique la imagen que provoca en usted algún hábito que hace que su cuerpo engorde. Después visualice la imagen que tiene de usted y practique el *swish*, sustituyendo la primera escena por la segunda. Se trata de una técnica muy poderosa, pero los resultados sólo dependen de usted. No puedo entrar en su mente y hacer que la imagen que tiene de usted cambie. Eso sólo puede hacerlo usted. Practique, ejercítese en la visualización de las dos imágenes diferentes, hasta que lo consiga. Existen otras técnicas, pero son mucho más lentas.

Nos da quince minutos para practicar. (Hágalo usted también, lector. Si es necesario, relea la explicación del ejercicio y practíquelo ahora. ¡Aproveche esta oportunidad, para que el conocimiento que transmite este libro le sea realmente útil en su vida!)

*   *   *

Al final del ejercicio, aclara algunas dudas y da nuevas explicaciones.

–Les recomiendo hacer este ejercicio una vez por día (repitiendo cinco veces el intercambio de las escenas), durante siete días consecutivos. Con la técnica del *swish*, el cambio es gradual. Es diferente de la técnica de la **compulsión**, en que no se utiliza una alternativa, porque se trata de liberarse de algo a corto plazo. A largo plazo, el *swish* tiene un efecto general. El cerebro aprende y empieza a hacer lo mismo con otras cosas. Hay personas que hacen este ejercicio una vez, con un objetivo específico, y ven cómo su efecto se generaliza a todos los demás aspectos de su vida. Este ejercicio puede ser un proceso creativo general, y aplicarse no sólo a los problemas de obesidad, sino incluso para curar enfermedades. O, por ejemplo, en problemas de falta de aserción, o para dejar de fumar (imaginándose cómo les gustaría ser si ya no fumasen). Pueden crear una nueva imagen de ustedes para diferentes aspectos de su vida.

–¿Cómo se puede utilizar esta técnica para diversos objetivos? –pregunta un señor con aspecto de ejecutivo de vacaciones.

–Si usted no especifica el contexto, el efecto será general, afectará a toda su vida. Es una manera sencilla de crear una nueva imagen de usted mismo, independientemente del contenido. Puede utilizar este ejercicio para producir un cambio positivo en su imagen. **Cuando usted cambia por dentro, también cambia por fuera.** Así, de dentro hacia fuera, es como conseguimos que algo se manifieste en el universo físico.

* * *

Miro el reloj. Habrá un descanso dentro de tres minutos.

–Pero, ¿qué ocurre con la mayoría de las personas? Van envejeciendo, debilitando la imagen que tienen de sí mismas, y su metabolismo se va ajustando y adaptándose a esa situación. El problema se cristaliza. La persona se vuelve rígida, su inteligencia se anquilosa y se vuelve limitada, porque una serie de deseos o manías (que funcionan como «gatillos» del sentimiento) terminan por dirigir su voluntad y sus decisiones el resto de su vida.

Mientras habla, va repartiendo un pequeño folleto:

El cerebro es suyo. El cuerpo es suyo.
No actúe como un pasajero;
usted es el comandante de esta nave.
Es usted quien elige lo que come,
lo que hace y cómo es.

17

El principio de las sugestiones

Ver lo que se desea

Cuando el grupo vuelve después del descanso, el ambiente invita al silencio y a la relajación: incienso de un aroma muy leve, media luz, sonido de flautas y de arpas. Espera a que todos se sienten y lentamente lee un texto que ha escrito especialmente para esta ocasión:

—La imagen que ustedes tienen de su propio cuerpo es probablemente el factor más importante para regular su peso. Si su imagen es la de una persona delgada, adelgazarán con facilidad. Practicando con atención este ejercicio, podrán establecer una nueva imagen de sí mismos, y de este modo despertarán a la persona delgada que hay en su interior.

»Cierren los ojos y oigan mi voz y la música de fondo. Preste atención a mi voz e imaginen que la música surge del centro de su cabeza, en un punto situado entre sus dos oídos. Continúen prestando atención a mi voz y a la música de fondo. Mientras tanto, imagínense que la música y mi voz se convierten en parte de ustedes.

»Ahora, por favor, concéntrense en su respiración.

»Respiren, inspirando por la nariz y espirando por la boca. Respiren más profundamente... Noten cómo, respirando de este modo, se sienten más relajados y que su energía, tanto física como mental, se va equilibrando.

»Ahora nos concentraremos en cada parte de nuestro cuerpo. Concéntrense en el dedo gordo del pie derecho, en el empeine del pie derecho, el talón, la pierna, la rodilla, el muslo, la cadera, ahora en el dedo gordo del pie izquierdo, el empeine del pie izquierdo, el talón, la pierna, la rodilla, el muslo, la cadera... la pared abdominal, la cavidad abdominal, el hígado, el estómago, el bazo, los riñones, el páncreas, el intestino delgado, el intestino grueso, la caja torácica, el pulmón derecho, el pulmón izquierdo, el corazón, la aorta, el cuello, el hombro derecho, el brazo derecho, el codo, el antebrazo, la mano derecha, el hombro izquierdo, el brazo izquierdo, el codo, el antebrazo, la mano izquierda... Concéntrense ahora en la parte superior de su cabeza, el ojo derecho, el ojo izquierdo, el oído derecho, el oído izquierdo, el labio superior, el labio inferior, la lengua, el paladar...

»Sientan cuán relajados se encuentran. Sus preocupaciones y ansiedades desaparecen. Su cuerpo está totalmente relajado. Su mente comienza a imaginar un lugar ideal, que ustedes conocen o se inventan. Imagínense en ese lugar. Vean lo que vieron y oigan lo que oyeron cuando estuvieron allí. Siéntanse como si ahora se encontrasen en ese lugar, y oigan los mensajes que llegan a su inconsciente.

Subiendo un poco el tono de voz, pero manteniendo el ritmo lento al hablar, repite cinco veces una serie de afirmaciones, diciendo cada frase en inglés y en portugués. Al escuchar las frases en dos idiomas, los participantes, preocupados por la traducción, ocupan su mente crítica en ello, y así el mensaje penetra más profundamente en la estructura psíquica:

–**Soy una persona delgada.**

–**Usted es una persona delgada.**

–**Soy responsable de mi cuerpo.**

–**Usted es responsable de su cuerpo.**

–**Adelgazar es natural.**

–**Peso lo que siempre quise pesar.**

–**Mi cuerpo sabe cómo adelgazar.**

–**Su cuerpo sabe cómo adelgazar.**

–**Detesto los alimentos grasos.**

–**Me encanta comer frutas y verduras.**

–**Mi adelgazamiento es permanente.**

–**Mi cuerpo sabe lo que necesita.**

–**Mi cuerpo es mi amigo.**

–Ahora que todos estos mensajes están grabados en su inconsciente, empiecen a imaginar cómo se sentirán cuando lleguen a su peso ideal.

»Y ahora inicien el regreso de ese viaje. Sientan su respiración, sus pies, sus piernas, sus manos, sus brazos, y todo su cuerpo, aquí y ahora.

»Y sintiéndose bien, muy bien, abran los ojos.

»Al hacerlo, se sienten tranquilos, relajados, y en armonía con su cuerpo.

»Que tengan un día frugal y armonioso.

* * *

–Usted puede agregar al texto sus propias afirmaciones –le dice él al despedirse, después del trabajo, dándole la cinta del ejercicio que han realizado–. Si quiere, también puede grabar una cinta que sólo contenga sus propias afirmaciones sobre su adelgazamiento. **Las afirmaciones crean la realidad.** Pero para que tengan efecto es importante que las frases sean siempre afirmativas y estén conjugadas en el presente del indicativo.

Sorprendida y emocionada por el regalo, ella no sabe qué decir.

–Nos veremos, ¿verdad? Podríamos ir a cenar juntos algún día... –sugiere él.

–Algún día, ¿cuándo? –responde ella.

Él se da cuenta de que no ha sido lo suficientemente asertivo, y que para crear una realidad es necesario precisar el momento.

–El martes –dice entonces.

–De acuerdo.

Y se intercambian los números de teléfono.

* * *

Los últimos dos días en la clínica son mortalmente aburridos. Ella ha decidido abandonarla un domingo por la tarde, para «no caer en tentaciones que engordan» durante el fin de semana, como salir a beber unas cervezas con el grupo de amigos. Además, de ahora en adelante, elegirá sus actividades con mejor criterio, para no repetir la vieja historia de recuperar todo el peso de nuevo. Realmente se está transformando desde dentro hacia fuera. Está decidida a cambiar de hábitos.

Pero allí en la clínica, al finalizar la fiesta de despedida y con la perspectiva de un aburrido fin de semana por delante, no tiene ánimos para hacer demasiadas cosas, a no ser recordar los encuentros de trabajo con él.

18

Surcando nuevos mares

La celebración de los resultados

Numerosos cambios radicales se han producido en su vida en los últimos seis meses. Si antes no podía adelgazar con ninguna dieta, ahora ha superado sus propias expectativas. Pesa 65 kg, un peso que la hace sentirse bien, saludable como nunca, y lo mantiene sin esfuerzo, comiendo lo que le apetece.

Pero su reconciliación con la báscula no es lo único que ha ocurrido. En todos los aspectos –físico, profesional, amoroso, económico, estético, intelectual, etc.– ha pasado por un intenso proceso de balance y equilibrio. Ahora está en armonía. Era preciso que todos esos factores actuaran juntos, ajustados entre sí, orientados hacia las mismas metas y la misma finalidad en la vida.

Durante la cena con él, la primera vez que salieron juntos, aprendió en la práctica la «estrategia de la elección». Más tarde, le tocó aprender la estrategia del afecto, de la relación amorosa sin boicotear la autoestima. Sus ansiedades e inseguridades han desaparecido, son páginas a las que ya ha dado la vuelta, errores de su vida afectiva que ha desprogramado.

Sin los miedos y rechazos que antes rondaban su corazón, se entregó al amor que sentía por él, y recibió a cambio ese amor multiplicado. En matemática sinérgica,* $1 + 1 = 4$. Ahora, cada uno de los dos dispone del doble de poder que tenía antes.

Trabajando juntos al ritmo de la prosperidad, han organizado un programa de cursos sobre el tratamiento de la obesidad que ya empieza a tener eco en la ciudad donde viven y en varios otros sitios. Él continúa dedicándose a la investigación sobre el tema, perfeccionando poco a poco su trabajo, y ella se encarga de la organización de los cursos.

Pero, buscando el equilibrio de su peso ideal, ella ha aprendido a prestar más atención a sus deseos internos. En el fondo, sabe que, aunque ese trabajo es importante para los dos en este momento, su interés profesional se siente más atraído por otra área.

La energía sigue el camino más fácil

Si un cable se bifurca, la energía eléctrica continúa por el cable de menor resistencia. Lo mismo pasa con el agua, canalizada o no, que baja de una montaña. Nuestro comportamiento siempre sigue el camino más fácil. Si lo más fácil, lo más normal para la predisposición física de una persona, es levantarse a las cinco de la madrugada, sería un

---

* *Sinergia*: Acción combinada de dos o más factores cuyo efecto es superior a la suma de los efectos individuales. (*N. del E.*)

martirio para ella tener que levantarse a las nueve, y viceversa.

El camino más fácil siempre lo determina la estructura. Quien determina dónde pisa la vaca al subir a la montaña, no es la vaca, sino la estructura del terreno.

Quien determina su comportamiento es su estructura psicológica. Si fuerza las cosas, acabará habiendo una explosión. Y entonces todo esfuerzo habrá sido en vano.

* * *

«De nuevo el mismo tema que me ha proporcionado valiosas intuiciones», piensa ella cuando llega a casa de él en el preciso momento en que este texto está saliendo de la impresora. Es el impulso que necesita para animarse a hablar con él sobre sus deseos de recorrer un camino propio en su vida profesional.

Él prepara el almuerzo para los dos.

Somos lo que comemos, hay escrito en un precioso cartel colgado en la pared de la cocina. Música y flores en un ambiente bien iluminado por el sol, muchas legumbres, verduras y frutas en la mesa de la cocina, hacen de este momento una verdadera ceremonia de consagración del alimento.

—En todas la culturas y todas las grandes religiones tanto orientales como occidentales, desde las más primitivas hasta las más intelectualizadas, existe de una manera u otra el culto a los alimentos. Ofrendas a los dioses, los guías divinos o los antepasados, comunión con la fuerza esencial, pan de cada día, el alimento es una dádiva, un maná que la tierra nos proporciona –dice él mientras cortan juntos algunas verduras y preparan el condimento para la ensalada.

Ella prefiere dejar sus preocupaciones para hablarlas tranquilamente después de la comida, y recuerda algo que ha leído en un libro de yoga:

–Las vibraciones de todo lo que introducimos en nuestro organismo modifican las vibraciones de nuestro cuerpo y de nuestra personalidad como un todo. El origen del alimento e incluso la vibración del cocinero al preparar la comida son absorbidos por la persona que se la come.

–Entonces, en este aspecto podemos estar tranquilos y felices, porque uno de los principales ingredientes de esta comida es el amor –dice él, bailando en broma con ella en medio de la cocina.

Se abrazan y se besan cariñosamente.

* * *

Mientras comen, continúan recordando tanto antiguos como nuevos conocimientos sobre lo sagrado en la alimentación.

–El hombre vive en permanente simbiosis con todas las demás formas de vida. El alimento es uno de los principales vehículos de esa simbiosis, porque lo que comemos pasa a formar parte de nosotros.

–Recuerdo un antiguo proverbio –dice ella–: **«Aquel que come sin dar las gracias, come un alimento robado»**. Es muy importante comer con tranquilidad, prestando atención a los alimentos, ¿no es verdad?

–Hay un proverbio sufí que dice: **«Si una persona come con rabia, la comida se transforma en veneno»**.

–¿Y si la persona come con amor? –murmura ella, acariciándole la cara.

–¡Entonces se transforma en un elixir de salud y larga vida!

* * *

Ella le habla con calma y sinceridad de sus objetivos y su finalidad en la vida. Ha decidido dedicarse a la profesión que más le gusta y para la cual se siente capacitada. Continuará junto a él, brindándole su apoyo y su ánimo, pero volverá a tener su propio trabajo.

Pero ahora está estresada, y ha decidido aprovechar un pasaje, antes de que caduque, que recibió como regalo de su familia: un crucero por las islas del Caribe.

–¿Por qué no vienes conmigo? Has trabajado mucho, y hace demasiado tiempo que no te tomas unas vacaciones...

Él permanece en silencio. Coge el texto de la impresora y lee en voz alta la primera frase:

–«La energía sigue el camino más fácil.» Ahora es tu momento para viajar, pero puede no ser el mío.

No se deja convencer. Necesita continuar con su trabajo. Descansará en otra oportunidad.

* * *

Faltan pocos minutos para que el barco zarpe, y ella está casi a punto de renunciar al viaje, porque no puede verse lejos de él. Se despiden con largos besos, juramentos de amor y promesas de cartas diarias.

Prolongan hasta el último momento la oportunidad de estar juntos.

Tocan las sirenas, salen del barco los que no son pasajeros, despidiéndose de sus seres queridos. Y él permanece todavía allí.

En un abrazo más largo, ella pierde la noción del tiempo y se asusta cuando se da cuenta de que el barco comienza a moverse.

–¡No has desembarcado! ¡Rápido, que el barco está zarpando! Hasta pronto, mi amor.

–Tranquila... –dice con una sonrisa pícara y enigmática–. La energía sigue el camino más fácil... Ya que estoy aquí, me quedaré. Y mis maletas también están aquí, por cierto, en el camarote que hay al lado del tuyo.

Los fuegos artificiales que estallan en el cielo y las olas que golpean el muelle, han quedado atrás. Delante, el horizonte refleja brillos luminosos de amor, salud y prosperidad.

19

Volver a empezar

Agradecer y compartir

Querido amigo Orgam:

Ya hace tiempo que no nos vemos, pero siempre recuerdo aquella tarde en el aeropuerto. Al llegar, traía en mi bolso una colección de cartas de amor que había recibido de ti durante los doce meses del curso. Ansiosa por el encuentro, intentaba tranquilizarme con una barra de chocolate, que me excitaba todavía más. No obstante, mis expectativas (y seguramente también las tuyas) se esfumaron en pocos minutos, entre un hola y un hasta luego. Tú me mirabas desconcertado, intentabas ser simpático, pero algo fallaba y yo no quería darme cuenta.

Te escribo esta carta, principalmente para darte las gracias. Aquel día tú hiciste que me diera cuenta con claridad de lo gorda que estaba, aunque yo todavía intentase mentirle al espejo. Puede ser que haya personas que se sientan sanas y felices pesando casi noventa kilos, pero ese no era mi caso.

Adelgazaba y volvía a engordar, adelgazaba y engordaba

de nuevo, parecía un yoyó, subiendo y bajando con la aguja de la báscula.

Por más que me esforzase para mantener un peso razonable, los kilos «perdidos» volvían enseguida, hasta que aprendí **que la manera de pensar también influye en nuestro cuerpo**. Dejé de hablar de «perder» kilos y me propuse realmente adelgazar.

Aprendí también que la fuerza de voluntad no sirve de nada, porque la verdadera voluntad va desde dentro hacia fuera y no depende de ningún esfuerzo. **La clave del equilibrio corporal se encuentra dentro de nuestro cerebro**, y no en las dietas rigurosas que me exigían frustrantes sacrificios.

Uno de los primeros pasos en este camino, que me hizo llegar finalmente al equilibrio, fue **deshacerme de los mitos sobre la obesidad** que se habían instalado en mi mente y que dificultaban mi adelgazamiento. A medida que me iba deshaciendo de estos mitos, conseguía también poco a poco conocerme mejor, analizando mis sentimientos y deseos más íntimos.

El espejo y la báscula me provocaban espanto y tristeza, hasta que me di cuenta de lo importante que es mantener una **predisposición mental positiva**. Al abandonar mi sentimiento de culpabilidad y visualizarme con mi peso ideal, que es el que hoy mantengo, codifiqué mi camino en el tiempo y aprendí a construir mi futuro.

Construir mi futuro con un cuerpo delgado y sano implicaba saber elegir. Por ello aprendí a observar cómo decide mi cerebro (entre una *feijoada* y una ensalada, por ejemplo). ¡Los resultados fueron sorprendentes! Sin esfuerzo, el entusiasmo que yo sentía por las comidas grasas se dirigió hacia alimentos ligeros y saludables.

Comer es uno de los placeres de la vida. Yo siempre me culpaba por el hecho de que me gustaba comer, transformando ese placer en un problema, en un sufrimiento. Sólo llegué a mi peso ideal cuando comencé a experimentar sin miedo ese placer. Al mismo tiempo, mi alimentación se volvía más saludable y yo iba prestando más atención a mi cuerpo, cuidándolo bien, con cariño y no con indiferencia, ni con rabia, autocompasión o culpa.

Me ocultaba a mí misma que aquel deseo insaciable de comer bombones era compulsivo, algo que yo no conseguía controlar. Cuando me di cuenta de eso, volví en mí. ¡Fue un duro golpe! Pensaba que estaba enferma, que era una loca compulsiva. Pero afortunadamente aprendí que **la compulsión es un simple error de programación en el cerebro que puede ser descodificado**.

En el programa de adelgazamiento que tuve la suerte de seguir, me encontré también con que mi nivel de **aserción** era muy bajo. Como no sabía decir que no, terminé por crearme un caparazón de grasa, para protegerme del entorno. A medida que me fui volviendo más asertiva y al entrar en contacto con mi verdadera personalidad, expresando sin miedo mis sentimientos y opiniones, muchos kilos de grasa desaparecieron.

Antes siempre me decía a mí misma: «Tampoco estás tan gorda». Fingía gustarme tal como era, como si no necesitase preocuparme. Pero alguien muy especial me enseñó que **«toda tensión busca una resolución»**. Practiqué durante ventiún días el ejercicio de observarme (en blanco y negro) tal como era, sin necesidad de gustarme ni justificarme, visualizando al mismo tiempo (en color y con más nitidez) mi cuerpo con su peso ideal. Es como si hubiera despertado en mi interior a la persona delgada que ahora soy.

Con una técnica («*swish*») que parece mágica, pero que en realidad es un simple intercambio de imágenes en la estructura psicológica, descubrí también que es posible enseñar al cerebro a cambiar la imagen que tenemos de nosotros mismos y también los comportamientos cotidianos que influyen en ella.

He aprendido muchas cosas, mi querido Orgam, desde aquel día que nos vimos en el aeropuerto. En lugar de maldecirme, como hice aquella tarde, después de despedirnos, empecé a ver a mi cuerpo como un amigo, que sabe cómo llegar a su forma ideal y mantenerla. Desde dentro hacia fuera, toda mi vida comenzó a cambiar. Hoy tengo salud, trabajo con mejor disposición y gano el doble que antes, me gusta practicar deportes y pasear, me divierto mucho... y ¡estoy enamorada!

¡Qué bien poder decirte todo esto! En cierta forma, tú ayudaste a desencadenar este proceso.

Muchas gracias, y recibe un cariñoso abrazo de

DELGADA.

P.D.: Esta carta la escribí hace seis meses, para, al llegar la fecha de «hoy», releerla sólo para corroborarla, y entonces enviártela.

* * *

El viaje está llegando a su fin, y un animado grupo de pasajeros decide celebrar la última escala antes del puerto de origen, yendo al mejor restaurante de la ciudad. Es sábado, y una apetitosa *feijoada* destaca en el menú. Con una actitud festiva, todos deciden pedir el plato recomendado por el *maître*, en esta ocasión especial.

Ella se anima al sentir el aroma que se pasea por entre las bandejas en el vaivén de los camareros. «Después de un tiempo de comidas ligeras, especialmente pescado y ensaladas, puedo comer una *feijoada* sin problemas», piensa, mientras todos brindan con un vaso de batido de limón.

«Ahora, ¿qué puntuación de uno a diez, le daría a esa *feijoada*?» Mirando a su compañero, junto a ella, alegremente integrado en el grupo, recuerda esta frase, que le escuchó decir cuando estaba en la clínica y que ella tantas veces repitió mentalmente al practicar el ejercicio de la **estrategia de la elección**.

Recuerda entonces la primera vez que practicó ese ejercicio, precisamente utilizando la *feijoada* y la ensalada. En un instante vuelve a revivir en su mente la experiencia de imaginar su estómago treinta minutos después, y siente en su cuerpo un deseo más fuerte por las legumbres y las verduras, y tal vez por una carne muy ligera, a la parrilla.

«Pero todos están pidiendo *feijoada*...» piensa, todavía indecisa, y busca en su memoria algo que ha aprendido también recientemente: la **aserción**. «¿Qué es lo que pesa más? ¿La opinión del grupo o mis deseos?», se pregunta unos momentos antes de hacer su pedido al camarero.

Evaluar logros y programar el futuro

1. ¿Cuál es la parte del libro que más le ha impresionado?

_____

2. ¿Ha practicado todas las técnicas descritas en este libro? ¿Cuáles de ellas se compromete a introducir en su vida cotidiana?

_____

_____

_____

3. ¿Cuándo pretende llegar a su peso ideal?
(Sea realista y al mismo tiempo ambicioso en su respuesta.)

_____

4. ¿Quiénes serán las cinco primeras personas a las que comunicará su compromiso de alcanzar su peso ideal?

_____

_____

_____

5. ¿Cuáles son las actividades (físicas, deportivas, sociales, culturales, etc.) que quiere practicar a partir de este momento y cuando alcance su peso ideal?

_____

_____

_____

6. ¿Qué es lo que cambiará en su vida cuando haya alcanzado su peso ideal?

_____

_____

_____

_____

7. Escriba una carta a su mejor amigo, contándole todas las cosas positivas que le han ocurrido en los últimos seis meses.

_____

_____

_____

_____

_____

_____

_____

_____

_____

_____

_____

_____

_____

_____

_____

_____

_____

_____

Para solicitar información sobre
los cursos del Dr. Lair Ribeiro,
diríjase a:

ESPAÑA
Servisalud - Lair Ribeiro Training
Tel. (34) 932 071 003
www.servisalud.com

MÉXICO
Ediciones Urano, S. A.
Tels. (525) 661 68 91 - 661 76 41
mexico@edicionesurano.com

VENEZUELA
Ediciones Urano, S. A.
Tels. (582) 262 21 22 - 262 12 53
venezuela@edicionesurano.com